控制心脑血管病从饮食开始

主　　编　　何富乐　　谢英彪

副主编　　胡美兰　　沈炎彬　　斯红萍

编著者　　何赢伟　　黄　昊　　应艳新

　　　　　　刘　玥　　毛相荧　　吴　臻

　　　　　　毛相荧　　郑梨艳　　戴碧荣

　　　　　　王雪娜　　吕梦奕　　练镜如

　　　　　　祁思敏

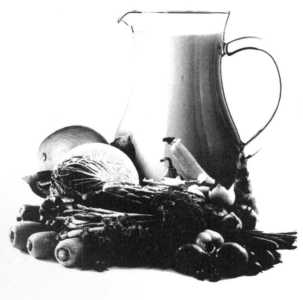

金盾出版社

内容提要

　　本书简要介绍了心脑血管病的病因、病理、临床表现、诊断及实验室检查等基础知识，详细介绍了心脑血管病的早期信号、饮食调养、生活起居等内容。本书实用性强，深入浅出，集科学性、知识性、趣味性于一体。适合心脑血管病患者及大众阅读。

图书在版编目(CIP)数据

控制心脑血管病从饮食开始/何富乐，谢英彪主编.—北京：金盾出版社，2017.7
ISBN 978-7-5186-1272-7

Ⅰ.①控…　Ⅱ.①何…②谢…　Ⅲ.①心脏血管疾病—防治②脑血管疾病—防治　Ⅳ.①R54②R743

中国版本图书馆 CIP 数据核字(2017)第 066059 号

金盾出版社出版、总发行
北京太平路 5 号(地铁万寿路站往南)
邮政编码：100036　电话：68214039　83219215
传真：68276683　网址：www.jdcbs.cn
封面印刷：北京印刷一厂
正文印刷：双峰印刷装订有限公司
装订：双峰印刷装订有限公司
各地新华书店经销
开本：705×1000 1/16　印张：16.75　字数：230 千字
2017 年 7 月第 1 版第 1 次印刷
印数：1～5 000 册　定价：55.00 元

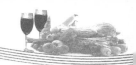

目　　录

一、心血管病的基础知识

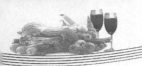
二、合理饮食防治心脑血管病

三、心脑血管病的食疗

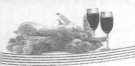

目　录

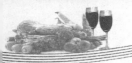

目录

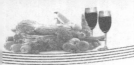

目　录

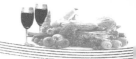

一、心血管病的基础知识

1. 对心脑血管病的认识

心脑血管疾病是一种严重威胁人类,特别是50岁以上中老年人健康的常见病,即使应用目前最先进、完善的治疗手段,仍可有50％以上的脑血管意外幸存者生活不能完全自理。全世界每年死于心脑血管疾病的人数高达1 500万人,居各种死因之首。心脑血管疾病已成为人类死亡病因最高的头号杀手。心脑血管疾病具有"发病率高、致残率高、死亡率高、复发率高,并发症多"即"四高一多"的特点。目前,我国心脑血管疾病患者已经超过2.7亿人!我国每年死于心脑血管疾病近300万人,占我国每年总死亡病因的51％。

长期高血压可使脑动脉血管壁增厚或变硬,管壁变细。当血压骤升时,脑血管容易破裂而发生脑出血;或已硬化的脑部小动脉形成一种粟粒大小的微动脉瘤,当血液波动时微动脉瘤破裂而造成脑出血;或高血压加快动脉硬化过程,动脉内皮细胞受到损伤,血小板易在伤处聚集,又容易形成脑血栓,引发心脑血管疾病。

现代人的生活节奏紧张,家庭、事业的压力越来越大,人们的情绪也愈来愈不稳定;同时,过量饮酒、摄入太多食物脂肪、缺少必要的运动,加之生活环境的污染,这些因素直接导致人体新陈代谢速度减慢,血液流速减慢,血黏度迅速升高,造成心脑供血不足,如果不及时预防、调理,将会引发冠心病、高血压、脑血栓、脂肪肝等心脑血管疾病。

此外,吸烟者比不吸烟者脑血管疾病发病率高得多,如蛛网膜下隙出血多3～5.7倍;脑梗死的危险因素中,吸烟占第一位。烟碱可促使血浆中的肾上腺素含量增高,促使血小板聚集和内皮细胞收缩,引起血液

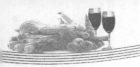

黏滞因素的升高。

2. 心脑血管病发病有没有季节性

人体内进行的生理活动是受自然、社会影响的。自然环境除了和农业、生物等有关外,与人的健康也有密切关系。人类的健康与自然环境有一定关系,同样心脑血管病的发生与自然环境也存在着一定的关系。自然环境对人体的影响,以及与中风的关系是多种多样的,但主要包括地理、物理与化学三大因素。

自然环境中与人体健康有关的物理因素主要为自然界的气候。一年四季的气候在有规律地变化着,气温过低或过高均可导致体内平衡的失调,对人体产生明显影响。在冬季,寒冷的气候可以引起人体交感神经紧张,导致体内血管收缩,血压增高;血管遇冷还会变硬变脆,容易破裂,导致脑出血。同时寒冷的刺激还可以使血流减慢,而冬季干燥的气候又会引起血液浓缩、血液黏稠度增高,这些因素都间接成为诱发脑血管疾病的危险因素。在夏季,闷热而潮湿的气候常使人感到憋气、胸闷、疲乏无力、头痛、情绪忧郁,从而进一步导致大脑功能紊乱,血压改变。夏季出汗多可引起血液黏稠、流动性差,这些均增加了心脑血管病的发生概率。冬季气压高、气温低时,心脑血管病发病率高,尤其气温骤降时,就诊的心脑血管病患者较平日明显增加。我国北方地处亚寒带地区,冬季寒冷季节长而且气温很低,这对中风的发病率有着很大影响。

由于人体存在自我调节功能,因此气候的变化本身并不对机体健康产生危害作用。当天气发生突然变化,机体一时不能适应时,或在年老体弱、患病情况下就会发生不良影响,促使中风发生。因此,在气温突然变化时,要及时增减衣服,采取相应措施,尤其对老年人及患有影响脑血管病发生的慢性病的老年人更应采取措施,以减少脑血管病的发生。

3. 怎样预防心脑血管病

常见的心脑血管病有冠心病、急性心肌梗死、猝死、高血压、脑出血和脑动脉血栓等。心脑血管病已成为我国人群死亡的首要原因。心脑血管病的预防工作做得好,可显著降低发病率。美国经过 20 多年不懈的

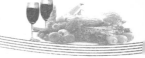

宣传教育和社区预防,使该病的发病率降低了50%。一般来说,人到中年后,动脉血管的结构和功能也逐渐发生变化,形成动脉粥样硬化,而动脉内膜增厚和结构老化又与基础血压水平、血脂及多种危险因素有关。戒掉不良的饮食、生活习惯,如吸烟、酗酒、摄入过多的脂肪等,同时加强锻炼,生活有规律,是完全可以避免发病的。那么,如何才能预防心脑血管病呢?

(1)精神愉快:精神压力是一种重要的社会心理因素,少量的精神压力是使人上进的动力,但过量的、不可控制的精神负担则对健康有害。在当今竞争激烈的社会中,人所承受的各种各样精神压力是使现今心脑血管病不断增加的原因之一。焦急、紧张、忧郁、烦恼,可引起心动过速或过缓、心律失常、心前区疼痛和血压升高等现象。面对现实,学会正确处理问题;认识到个人能力的限度,争取别人的帮助;处理好家庭和同事之间的关系;克服影响健康的情绪波动,培养业余爱好;生活中劳逸结合,减少不必要的精神压力。这些方法对防治心脑血管病都有很大帮助。

(2)劳逸适度:用脑过度,神经过度紧张,脑血管易出现血液淤滞现象。

(3)注意饮食:采取正确的饮食结构并按一些简单易行的规则进食,可以大大降低患心脑血管病的危险。预防心脑血管病要多吃五谷杂粮和全麦面粉制品;多吃水果蔬菜,最好生吃;多吃豆制品,少吃肉,多吃鱼;食用植物油。胆固醇和脂肪多的食物中含有大量的饱和脂肪类物质,易引起胆固醇和三酰甘油增高;新鲜素食中的叶酸和维生素 B_6 可以防止脂肪在动脉里的积累,因而可以避免高危险的动脉疾病。维生素 E 和维生素 C 作为天然的抗氧化剂,对清除体内的氧自由基,防止生物膜的氧化损害有重要作用。

(4)经常参加体育锻炼:体育锻炼能使血管的舒张和收缩运动正常化,使自主神经系统和内分泌系统的功能得到改善。

(5)少吃盐:钠离子在体内的过多潴留,会使血管壁的压力增大,血压升高。

(6)不要吸烟:吸烟能促进动脉壁粥样斑块的形成和使之加剧,且脑

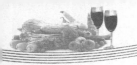

力劳动者比体力劳动者更为明显。烟雾中的尼古丁、一氧化碳可引起脑动脉硬化、血管腔狭窄,而且一氧化碳使血氧含量降低,造成脑细胞缺氧及功能减退。吸烟是外周动脉粥样硬化性闭塞性疾病最强烈的诱发因素,吸烟会损伤肝细胞功能,导致高脂血症,产生外周血管疾病。

4. 脑血管病如何分类

脑血管病是指脑血管破裂出血或血栓形成所引起的以脑部出血性或缺血性损伤症状为主要临床表现的一组疾病,又称脑血管意外或脑卒中,俗称脑中风。脑血管病好发于 40 岁以上的中老年人,其病情特点是发病急、变化快、病情重、危险性大。由于脑的血液循环障碍直接影响脑组织,致使脑细胞发生功能紊乱或不可逆性病变。患者常出现头痛、头晕、呕吐、意识障碍,严重时可出现失语、偏瘫、大小便失控等症状和体征,重者可致死亡。

(1)出血性脑血管病:①脑出血。为最常见的出血性脑血管病,主要病因为高血压病、脑动脉硬化、脑梗死、脑肿瘤、血液病、动脉炎、血管畸形等,有时应用抗凝或溶栓药等原因也可引起。②蛛网膜下隙出血。由于脑表面和脑底部的血管破裂出血,血液直接流入蛛网膜下隙所致。常见原因有动脉瘤破裂、血管畸形、高血压、动脉硬化、血液病等。据国外统计资料,脑血管病以缺血性为多见,脑梗死占 59.2%～85%,脑出血除日本外,一般在 20% 以下。我国 1984 年农村调查新发完全性卒中 280 例,蛛网膜下隙出血占 3.9%,脑出血占 44.6%,脑血栓占 46.4%,脑栓塞占 2.5%,难以分型者占 2.9%。从上述资料可以看出,中国与外国情况不同,脑梗死虽然发病率较多见,但脑出血所占比例为 44.6%,显然比国外高,其原因尚待进一步探讨。此外,20 世纪 70 年代以来,由于 CT 和磁共振的广泛应用,临床上又发现一些出血和梗死并存的脑血管病,即混合性脑卒中,有人报道这种病人占同期各种脑血管病住院人数的 2.67%。其病因和发病机制迄今尚不完全清楚,多认为高血压和动脉硬化是重要原因,并与其严重程度密切相关。③硬脑膜外及硬脑膜下出血。多由外伤引起。

(2)缺血性脑血管病:①脑栓塞,可有多种疾病所产生的栓子进入血

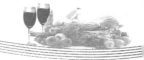

液,阻塞脑部血管而诱发。临床上以心脏疾病为最常见的原因;其次是骨折,或外伤后脂肪入血;虫卵或细菌感染;气胸等空气入血,静脉炎形成的栓子等因素,栓塞了脑血管所致。②短暂性脑缺血发作(TIA)。又叫小中风或一过性脑缺血发作,其病因与脑动脉硬化有关,是脑组织短暂性、缺血性、局灶性损害所致的功能障碍,患者24小时内可以完全恢复正常,但反复发作者可以有脑梗死。③脑血栓形成。多由动脉粥样硬化、各种动脉炎、外伤及其他物理因素、血液病引起脑血管局部病变形成的血凝块堵塞而发病。

(3)其他:脑动脉硬化,各种脑动脉炎,脑动脉盗血综合征,颅内静脉窦或静脉血栓等。

此外,脑血管病按其进程可分为急性脑血管病和慢性脑血管病两种。急性脑血管病包括短暂性脑缺血发作、脑血栓形成、脑栓塞、高血压脑病、脑出血和蛛网膜下隙出血等;慢性脑血管病包括脑动脉硬化、脑血管病性痴呆、脑动脉盗血综合征、帕金森病等。通常所说的脑血管病,一般指的是急性脑血管病,发病急,常危及人的生命,因此也易引起人们的重视。而慢性脑血管病病程长,易被人忽视。

5. 哪些药物易引起脑血管病

脑血管病可有诸多因素引起,最常见的除有高血压、心脏病、动脉硬化等疾病及气候异常外,目前还发现一些药物,如降压药、镇静药、利尿药等,也是诱发缺血性脑血管病的重要因素。

(1)降压药:脑组织的血流量主要是靠血压来维持,若使用作用较强的降压药或服用降压药剂量过大,致使血压骤然大幅度下降,从而影响了大脑血液供应,脑部血流缓慢,促使脑血栓形成。睡前更应忌服大剂量降压药。人在入睡后机体大部分处于休息状态,新陈代谢减慢,血压也相对降低,若再服用大量降压药,势必会使血压更低,心、脑、肾等重要器官供血减少,血流缓慢,血黏度增加,淤积在脑血管形成血栓,而发生脑血管病。

(2)镇静药:一些作用较强的镇静药,如氯丙嗪、水合氯醛、硫酸镁等,也可使血压在短期内急剧下降,使脑组织缺血缺氧,而导致脑血栓

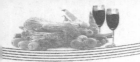

形成。

（3）止血药：一般中老年人多伴有血管硬化，血脂偏高，血黏滞性增加。若使用大剂量止血药，如卡巴克络（安络血）、抗血纤溶芳酶（止血芳酸）等，可增加血液的凝固性，使血流缓慢，促使脑血栓形成。

（4）避孕药：据报道，脑血管病的发病率与口服避孕药中的雌激素含量成正比。口服避孕药与脑血管病的关系密切的原因：①避孕药可能引起高血压。②避孕药中的雌激素，可使凝血因子Ⅷ、Ⅳ、Ⅹ，血小板及纤维蛋白增高，全血黏度增加，血流缓慢，从而促发脑梗死。③避孕药中的甾体类激素，可以影响脂肪和糖代谢，引起三酰甘油、胆固醇增高。这些均可促使脑动脉硬化和脑梗死发生。患有高血压、糖尿病、偏头痛、高脂血症的妇女，由于她们的血液黏度本来就比一般人高，为了安全起见，最好不要服用避孕药，而改用其他避孕方法。

（5）利尿药：中老年人应用利尿药，如呋塞米（速尿）、氢氯噻嗪（双氢克尿噻）等，由于大量利尿，失水过多，血液浓缩，黏滞性增加，也易形成脑血栓；同样道理，发热时过量使用阿司匹林、复方氨基比林等发汗退热药，或过量使用中药麻黄、桂枝等解表发汗药时，均可致大量出汗，乃至失水过多而发生脑血管病。

（6）抗心律失常药：服用剂量过大或静滴速度过快，可使血压下降，心脏传导阻滞，心动过缓，促使脑血栓形成。

6. 脑血管病有哪些先兆症状

（1）突然口眼㖞斜，口角流涎，说话不清，吐字困难，失语或语不达意，吞咽困难，一侧肢体乏力或活动不灵活，走路不稳或突然跌倒。这是由于脑血管病供血不足，运动神经功能障碍所引起的。

（2）突然出现剧烈的头痛，头晕，甚至恶心呕吐，或头痛头晕的形式和感觉与往日不同，程度加重，或由间断变成持续性。这些征兆表示血压有波动，或脑功能障碍，是脑出血或蛛网膜下隙出血的预兆。

（3）面、舌、唇或肢体麻木，也有的表现眼前发蒙或一时看不清东西，耳鸣或听力改变。这是由于脑血管供血不足而影响到脑的感觉功能的缘故。

（4）意识障碍，表现精神萎靡不振，老想睡觉或整日昏昏沉沉；性格也一反常态，突然变得沉默寡言，表情淡漠，行动迟缓或多语易躁；也有的出现短暂的意识丧失，这也与脑缺血有关。

（5）全身疲乏无力，出虚汗，低热，胸闷，心悸或突然出现打嗝、呕吐等，这是自主神经功能障碍的表现。

上述症状，不一定每个患者均有表现，但只要有先兆症状出现，就是中老年人中风警报，要特别警惕。此时，应让病人保持安静，及时卧床休息，避免精神紧张，尽量少搬动，最好就地治疗。必要时，应在病人平卧的情况下送医院诊治。

7. 年龄与脑血管病有何关系

脑血管病危险因素即可以引起脑血管病的原因，对危险因素的充分了解并采取一定的对策对预防脑血管病的发生有重要意义。在脑血管病的危险因素中，有些因素如年龄是无法改变的，但对于可以改变的因素应提早加以注意和预防。

脑血管病的年龄特征很突出，随着年龄的增长，发病率和死亡率均明显增加。据我国的资料表明：75 岁以上年龄组的发病率为 65～74 岁组的 1.4～1.6 倍，为 55～64 岁组的 3～4 倍，为 45～54 岁组的 5～8 倍，为 35～44 岁组的 30 倍。脑血管病患者中 50 岁以上的死亡率达 93.64％，而年龄每增加 5 岁，死亡率就增加 1 倍。由此可以看出，年龄与脑血管病关系十分密切。

从流行病学调查情况看，脑出血多见于 60 岁左右的人，脑梗死的发病年龄较脑出血晚一些。而蛛网膜下隙出血多见于青壮年，这是因为此类患者与先天性脑动脉瘤及动静脉畸形有关。

随着年龄的增长，人体各组织器官的功能逐渐减退。脑血管病发生的重要原因之一是血管的衰老，而随着年龄的增长、脑血流量减少、血流速度减慢，也是引起脑血管病的另一重要因素。因此，适当调整饮食，合理用脑，预防和治疗脑动脉硬化，适当锻炼，减缓衰老，可有效预防脑血管病的发生。

有些人认为，脑血管病尤其是脑梗死，是老年人的常见病，离自己很遥远。实际上,近年来随着生活方式的变化,40岁以下的脑梗死发病率呈现逐年上升的趋势。

青年人患脑梗死的病因比较多,主要是早发性动脉粥样硬化及高血压动脉硬化、心脏疾病、脑动脉炎、急性酒精中毒、口服避孕药等。某些青年人的动脉已有早期粥样硬化病变,这与血脂代谢异常、患糖尿病和高血压、吸烟、肥胖、从事紧张性的工作、高热能饮食有关。脑部供血动脉发生粥样硬化、狭窄、血栓形成或栓塞、脑缺血等后,进一步可发展成脑梗死、脑萎缩。

青年人高血压的发病率也不容忽视,其病情通常比较严重,进展比较快,发生恶性高血压、高血压危象、高血压脑病的比例较高。青年高血压患者一旦发生脑血管病,治疗比较棘手。在我国,高血压、动脉硬化是青年脑梗死的首要病因,约占40%。

8. 心脑血管病偏爱哪些人

(1)高血压病患者:据统计,80%以上的脑血管病患者患有高血压病,发生脑血管病的概率要比一般人高4～5倍,以出血性脑血管病居多。

(2)糖尿病患者:因糖和脂肪代谢紊乱,导致脑动脉硬化。据统计,1/3的脑血管病患者有糖尿病史,发生脑血管病的概率比正常人高5倍。

(3)心脏病患者:特别是冠心病患者,由于心功能不全,脑循环血量减少,再加上心壁血栓组织极易脱落,而导致栓塞性脑血管病。

(4)脑动脉硬化患者:由于血管脆性增加,脑部供血不足,易使管腔栓塞而发生脑血管病。据统计,70%的脑血管病患者有动脉硬化。

(5)脾气急躁的人:这些人个性强,好争辩,易冲动,常使脑血管处于紧张状态,负荷加重。因此,发生脑血管病的危险性比一般人高。

(6)有脑血管病家族史的人:流行病学调查表明,脑血管病有一定的遗传倾向,故有脑血管病家族史的人比一般人更易发生脑血管病。

(7)吸烟饮酒多的人:研究认为,烟酒均对脑血管有损害作用,吸烟、饮酒的量越大,发生脑血管病的危险性越高。

(8)血液黏稠度增高者:长期血黏度增高会导致血流缓慢,流量减少,血小板聚集,易使血栓形成而诱发脑血管病。

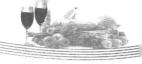

（9）邻近大血管有病变者：受邻近血管压迫，脑部供血就会不足，易引起缺血性脑血管病。

（10）胆固醇水平过低者：研究发现，血胆固醇过低也是导致脑血管病的危险因素。主要是脑动脉壁的脆性增加，易于破裂出血。

（11）有短暂性脑出血发作者：这些人常突发剧烈头痛、恶心欲吐、视物模糊、四肢麻木、颜面潮红等，往往是脑血管病发生前的警报。

9. 心脑血管病与哪些疾病有关

（1）高血压病和动脉粥样硬化，是脑血管病最主要和常见的病因。有资料表明，脑出血患者有 93％有高血压病史，脑血栓形成患者也有 86％有高血压病史，70％的脑血管病患者有动脉粥样硬化病史。

（2）心脏病，是脑栓塞的主要原因之一。风湿性、高血压性、冠状动脉硬化性心脏病及亚急性细菌性心内膜炎等，均有可能产生附壁血栓，当出现心力衰竭或房颤时，促使血栓脱落，流至脑动脉而发生栓塞。由于栓子可以反复脱落，所以容易复发。

（3）颅内血管发育异常所致的动脉瘤、动静脉畸形，是蛛网膜下隙出血和脑出血的常见病因，且常多次破裂出血。

（4）某些炎症可侵犯脑膜、脑血管，或单独侵犯脑血管引起脑动脉炎，如化脓性、结核性、真菌性炎症和风湿病等，均可引起脑血管病。

（5）血液病，如血小板减少性紫癜、红细胞增多症、白血病，常引起出血性脑血管病；少数发生缺血性脑血管病。

（6）代谢病，如糖尿病、高脂血症等，均与脑血管病关系密切。据报道，脑血管病患者中有 30％～40％患有糖尿病，并且糖尿病患者的动脉硬化发生率较正常人高 5 倍，发生动脉硬化的时间比正常人要早，动脉硬化的程度亦较重。

（7）各种外伤、中毒、脑瘤、脑肿瘤放射治疗以后等，均可造成缺血性或出血性脑血管病。

10. 什么是脑卒中

脑卒中是学名，又叫脑血管意外、中风，是一种突然起病的脑血液循环障碍性疾病。脑卒中是指在脑血管疾病的患者，因各种诱发因素引起脑内动脉狭窄，闭塞或破裂，而造成急性脑血液循环障碍，临床上表现为一过性或永久性脑功能障碍的症状和体征。

脑卒中是由脑血管病变引起的，由于发病原因、发病机制的不同，一般可分为出血性脑卒中和缺血性脑卒中两大类。由血管阻塞引起缺血性脑卒中又称脑梗死，占脑卒中的70％～80％。在脑血管病猝死事件中，脑梗死占80％。突然发生脑梗死，会使患者致死、致残，大多数家属觉得这是不可避免的意外。但是，脑梗死患者大多有脑血管狭窄的基础病变，如果能提前通过超声或血管造影发现脑血管狭窄，及时疏通血管，就能预防突发脑梗死。

脑卒中是以突然发病，神志昏迷或没有昏迷，半身不遂、语言不利与口眼㖞斜为主要症状表现。但由于病因、病变部位与病理变化不同，其症状表现也不尽相同。出血性脑卒中是脑实质内血管的突然破裂出血，病情进展迅速，多在几十分钟或几小时内达到高峰。常见的症状有头晕、头痛、呕吐、昏迷、偏瘫、大小便失禁、发热等。其中神志昏迷、不省人事是脑出血的主要症状，而且多表现为深昏迷。昏迷程度的深浅也是与缺血性脑卒中相鉴别的特征。由于昏迷的出现，患者的瞳孔也出现相应的变化。表现为早期瞳孔缩小而后扩大，两侧瞳孔大小不等，对光反应减弱或消失。因为脑内血管破裂出血的部位不同，以及神经生理与解剖特点的不同，其临床症状有很大差异。

脑卒中是严重危害人类健康和生命安全的常见的难治性疾病。据统计，我国每年发生脑卒中患者达200万。发病率高达120/10万。现幸存脑卒中患者700万，其中450万患者不同程度丧失劳动力和生活不能自理，致残率高达75％。我国每年脑卒中患者死亡120万。已得过脑卒中的患者，还易再复发，每复发一次，加重一次。所以，更需要采取有效措施预防复发。

脑卒中给人类健康和生命造成极大威胁，给患者带来极大痛苦，家庭及社会负担沉重。因此，充分认识脑卒中的严重性，提高脑卒中的治疗与预防水平、降低脑卒中的发病率，致残率和死亡率是当务之急。

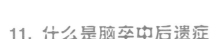
11. 什么是脑卒中后遗症

脑卒中后遗症是指脑卒中发病经治或未治,半年后仍遗留的症状。它是导致脑卒中患者致残的重要原因,因此在治疗脑卒中的过程中占有重要地位。大脑皮质运动区的损伤,可直接造成相应支配部位的损伤;皮质脑干束和皮质脊髓束损伤会造成偏侧上运动神经元性瘫痪,肌张力增高进一步造成了肢体疼痛和运动困难;如有感觉障碍,也会引起运动困难;左侧大脑半球损伤(一般人是左大脑半球,左撇子反之)还会造成失语,包括运动性失语(定位于主侧额下回后部),感觉性失语(定位于颞叶后上部和顶上小叶)。失写为主侧额中回后部损伤,常常伴发运动或感觉性失语,失读(主侧角回病变),命名性失语,失用等。长期不锻炼,关节挛缩,肌肉失用性萎缩更加剧运动困难。因为没有药物能使中枢神经细胞再生,也不存在所谓的的灵丹妙药,只有依靠康复锻炼,才能逐步恢复患者的功能。

脑卒中急性期后多数患者会留有后遗症,如半身不遂,语言不利,口眼喎斜等,须抓紧时机积极治疗,以争取早日全部或部分恢复。脑卒中后遗症的康复治疗要综合协调地采用各种有效措施,减轻残疾和因残疾所带来的后果,使残疾者的残存功能和潜在能力在治疗后获得最大的发挥,恢复生活能力和工作能力,重返家庭和社会,平等地享受人类的各种权利,提高生活质量。对脑卒中后遗症患者,必须争取早期康复治疗,尤其在发病后的前3个月内的康复治疗是获得理想功能恢复的最佳时机,但对病程长者,其潜在功能恢复力也不容忽视,应当继续进行相应的康复治疗,也可达到改善功能的效果。根据临床经验,在发病后两年内,如果康复措施得当,还会有不同程度的恢复。脑卒中后遗症属难治病症,综合康复治疗被认为是当前最佳方案。所采用的有效康复措施主要有天然药物康复治疗、针灸康复法、运动功能训练和其他康复方法。还要重视心理治疗,让患者建立良好的心理状态,使患者主动参与进行肢体运动的康复训练,对残疾肢体的功能恢复也极为重要。

(1)半身不遂:就脑卒中来说,半身不遂是脑的出血性或缺血性损害引起的一种症状。从解剖学上来讲,主管人体两侧肢体运动的高级神经中枢分别位于大脑两侧半球额叶后部的皮质(运动区),而且是交叉支配的,即左大脑半球支配右侧肢体运动,右大脑半球支配左侧肢体运动。这种交叉支配是通过运动区神经细胞发生的神经纤维在脑干的延髓水平交叉至对侧,并在对侧脊髓下行支配对侧肢体来实现的。一侧大脑半球运动区的神经细胞或其发出的神经纤维在脑干交叉水平以上部位的损害,可使对侧肢体瘫痪。由于大脑两半球脑血管的分布基本上是一样的,发生脑卒中的概率大体相同,男女无异,所以不论男女,如果发生半身不遂,左右均有可能。如果说男女有区别的话,只是男性脑卒中的总发病率略高于女性罢了。那种认为半身不遂必定是男左女右的说法是不对的。一侧躯体的感觉(如皮肤的痛觉、触觉及对温度的感觉)也是经感觉神经纤维传导至对侧大脑半球的,所以一侧大脑半球的脑血管病变除了可以引起对侧偏瘫外,还常造成对侧半身麻木等感觉障碍。

(2)语言不利:脑卒中后可能会发生失语,但并不是每个脑卒中患者都会失语。人体管理说话的神经中枢也在大脑皮质,包括言语感受和言语运动等中枢,它们不仅有很多神经纤维与听觉、视觉和言语运动器官相联系,而且与大脑主管记忆、分析、判断、综合、情感、行为等心理活动的中枢相联系。言语感受和言语运动中枢在绝大多数的人都位于一侧大脑半球,即所谓的优势半球。例如,习惯使用右手的人,其优势半球在左侧。因此,右侧偏瘫者有可能同时伴有失语。失语有很多类型,最常见的是运动性失语、感觉性失语及混合性失语。运动性失语的患者能听懂别人的话,但不能用言语表达自己的意思。感觉性失语与此相反,这种患者言语运动还好,就是听不懂别人的话,因而常表现为言语混乱、答非所问。混合性失语兼具感觉性和运动性失语的特征,既听不懂,又不能说。失语症状严重的患者语言训练需反复刻苦地练,患者要有信心,训练者要有耐心。

(3)口眼㖞斜:脑卒中引起的口眼㖞斜多为中枢性面神经麻痹,表现为患侧鼻唇沟变浅、口角下垂、口角歪向健侧、露齿、吹哨、鼓颊等动作不能,但皱额、皱眉、闭眼动作皆无障碍,哭笑动作仍保存,常伴有舌下神经麻痹而表现为伸舌时舌尖偏向患侧,或伸舌时舌尖偏向健侧,或伸舌受限,甚至不能伸舌。

(4)痴呆：人的大脑是高级神经活动的中枢，而大脑皮质是精神活动最重要的物质基础。大脑半球的前半部分是负责学习、记忆、情感、思维等高级神经活动的区域。人脑大约有140亿个神经细胞，成年后每日约死亡10万个，衰老时大脑细胞可减少10％～20％，有的甚至达30％。痴呆是指大脑皮质高级神经功能的全面损害，大致可分为两类：一类是老年性痴呆，另一类是多发性梗死性痴呆。脑卒中患者脑动脉硬化，血管壁上的粥样斑块有时脱落，堵塞小血管造成梗死，这会造成大脑组织的神经细胞损害，神经纤维断裂，使大脑功能大大减退。单个的小梗死病灶，痴呆的症状尚不明显，但多次脑卒中、多处梗死则会发生痴呆。脑梗死与痴呆有着密切的因果关系，梗死灶的数量与痴呆发病呈正相关，尤其是双侧半球白质结构内多发的小梗死灶。

12. 抢救脑卒中患者的最佳时间是何时

出血性脑卒中包括脑出血（脑溢血）和蛛网膜下隙出血，主要由于脑血管硬化，脑血管管壁损伤，厚薄不均，当血压急剧升高时，引起脑血管破裂而出血。在冬季，由于寒冷，血管痉挛，血压增高较夏季为明显，容易产生脑出血。一旦出血，需绝对卧床，尽量减少再出血，使血肿不再扩大，减少脑组织损伤。但要明确出血还是缺血，需速送医院进行CT检查，明确诊断。

缺血性脑卒中包括短暂性脑缺血发作、脑血栓形成及脑栓塞。短暂性脑缺血发作也称小脑卒中，由于一过性脑缺血可产生瘫痪、麻木、失语等症状，但只持续几分钟至数小时，迅速恢复，一般不超过24小时，但间隔一定时间可反复发作。小脑卒中是脑卒中的危险信号，千万不能被症状的迅速恢复所迷惑，尤其是已有多次发作者，必须尽快到医院治疗。如果不积极治疗，约有1/3的患者将在短期内发展到脑梗死，肢体完全瘫痪。但如治疗及时且不再发展，完全没有后遗症。

脑血栓形成是由于脑动脉硬化，管腔变狭窄，管壁破坏。当血流减慢时，血液中有形成分沉积在管壁上，形成血栓，使血流减少到完全闭塞，在血管供应范围内缺血而产生脑梗死、坏死，病情虽较脑出血为轻，但后遗症多、致残率高。在脑梗死发生过程中，一般认为在缺血5～60分

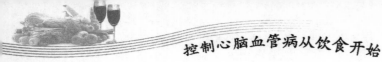

钟梗死灶中心已产生不可逆的坏死灶,而在它周围所谓"缺血半影区"虽然受到影响,但只要在 3～6 小时恢复血液供应,可以使它功能完全恢复。因此,国内外神经科医务工作者都在研究在 3～6 小时治疗时间之内,积极进行药物溶栓或抗凝治疗,尽快将血栓溶解,使脑血流恢复,抢救缺血半影区脑细胞,使症状迅速好转,减少后遗症,这方面已取得一定效果。

有些患者发病时症状可以较轻,因此常常没有引起足够重视,经过数小时至 1～2 日,待症状加重,肢体完全不能活动时再送医院,已错过了治疗最佳时间,即使再好的药也不起作用,因此对待脑卒中应该像对心肌梗死一样有抢救意识,争取时间,积极治疗,减少致残率,提高患者生活质量。

13. 脑卒中患者服药应注意什么

(1)最少坚持 5 年:从临床观察来看,大多数脑卒中患者都能度过急性期,而进入恢复期。恢复期一般在 3～12 个月,也就是说,如果脑卒中病有半身不遂、言语不利、口角㖞斜等症状经过 1 年的时间还不能基本恢复,那就是所谓的脑卒中后遗症了。所以,度过急性期的患者仍需要积极治疗 1 年,这是不容置疑的。那么,是否 1 年以后就可以不服药了呢?回答是否定的。据统计,脑卒中病在第一年内的复发率是 25％～30％,第二年复发率是 17％～20％,第三年是 20％～23％,第四年是 15％～18％,第五年是 59％。由此可见,服用治疗脑卒中的药最少要坚持 5 年,这样复发率可明显下降。

(2)宜以中药制剂为主:从预防复发和治疗后遗症角度来说,医学界无论中医还是西医都较一致地推荐以中药制剂为好。当然,中药煎剂长期服用不太方便,但可以使用一些中成药制剂,如血栓心脉宁、复方丹参片等。不过,服用这些成药有个原则,应在中医师的辨证指导下服用,根据患者体质情况有针对性的长期服用,必要时还要配合一些调补之品,如益气、滋阴、温阳、养血类成药或口服液,这样才有益于疾病的治疗。

(3)不要迷信特效药:不少脑卒中患者及家属都片面地追求治疗疾病的特效药,而治疗脑卒中的特效药是不存在的。对脑卒中而言,由于它在高血压、高血脂等疾病基础上发生的,而治疗这些原发病也需要一个漫长的过程。因此,治疗脑卒中要有耐心,必须在控制原发病的基础上才能有效防治脑卒中,不能盲目地相信所谓的"特效药"。

14. 脑卒中患者的生活起居应注意什么

起居疗法,即通过合理的科学的生活方式来达到促进健康、治疗疾病的目的。在最早的中医经典《黄帝内经》中就有了关于起居疗法记载与论述,在脑卒中的预防和治疗过程中,起居疗法也是一种非常有效的辅助疗法。

(1)生活有规律,应早睡晚起,保证足够的休息时间,按时作息,有规律地安排每天的起居饮食与各种活动。

(2)避免劳累,一般不宜房事。定时排便以保持通畅,发生便秘时要及时治疗,避免排便时用力过猛而导致脑卒中复发。

(3)居室应尽量宽敞舒适,即使居室狭小,也应保持整洁宁静、通风良好、光线充足、温暖湿润。有条件的在室内可放置适宜花草,以利于患者养阴抑火,敛心神,疏肝气。

(4)行动要缓慢,不宜单身外出活动,变更体位及上下楼梯、汽车,跨越门槛等,应注意安全,防止踩空、滑跌或绊倒。

(5)适当收看电视或听广播、收音机。但不宜连续收看时间太长,避免观看惊险、悲伤片种,音量要适中。

(6)长期卧床患者要注意局部保暖,注意翻身,褥子铺放平伏,保持干爽,防止压疮发生。

(7)夏天使用电风扇或空调时,不宜直接对着身体吹送凉风,且风力不宜过强。

(8)根据气候变化,及时增减衣服。

15. 脑卒中患者需要注意哪些危险时间段

(1)早晨6~9时:早晨6~9时为脑血栓发生的危险时刻。其发生的原因一是晨起体内水分缺乏,致使血液浓缩,黏滞性增强,心率减慢,血液中易形成血栓,血栓如随血流嵌顿在脑血管中,便发生脑血栓。二是老年人血管弹性较差,在晨起体内缺水情况下,容易发生血栓。因而有关专家提示，醒后应懒床 5 分钟，然后起来，再饮水一杯。这样能有效地改善血流循环，预防血栓的形成。

（2）进餐后 1 小时内：研究表明，饮食活动可使血压产生波动，尤其是患有心脑血管疾病的老年人，其血压下降幅度可达 2.2～4.0 千帕（20～30 毫米汞柱）。因而导致血流减慢，血管瘀血，遂诱发血栓形成，而且容易发生心绞痛、心肌梗死、脑血栓形成、脑梗死等。其预防办法，一是老年人进餐要适可而止。二是晚餐不宜过饱，以免心脑血管疾病乘虚而作。三是要在餐后适量饮一些茶水，以帮助消化。

16. 脑卒中患者如何对待烟酒茶

吸烟所产生的大量一氧化碳能使血红蛋白变成碳氧血红蛋白，破坏血液的携氧能力，使脑卒中患者脑组织及身体其他组织缺氧加重。尼古丁还可造成血管壁损坏，从而容易导致血栓形成。吸烟还能使红细胞的变形能力降低、聚集性增加，可造成缺氧、代谢性酸性产物增加，红细胞黏度增加，使血流缓慢，这些都会加重脑卒中病情。

从某种意义上说，饮酒可以加速血液循环，舒筋活血，消除疲劳，振奋精神，少量饮酒能提高高密度脂蛋白水平，有助于抗动脉硬化和预防脑卒中。但大量饮酒确实没有好处，它能使脑卒中发生率升高，血压上升，增加血小板聚集，激活凝血过程，刺激脑血管平滑肌使血管痉挛，从而促发脑血栓。过量饮酒还能降低脑血流量，引起慢性酒精中毒性痴呆，还能导致血小板生成异常、血管张力和通透性呈异常改变。

茶可以止渴提神、消食利尿，而且能减低血胆固醇浓度，调整血胆固醇与磷脂的比值，减轻动脉硬化的程度，增强毛细血管的弹性，并且具有抗凝血和促进纤维蛋白溶解的作用。但茶宜清淡，忌浓，尤其睡前不宜饮茶。茶中的咖啡因有兴奋大脑皮质的作用，为保证休息，脑卒中患者睡前不宜饮茶。

17. 脑卒中患者如何进行家庭护理

家庭护理工作的主要任务是：①严密观察病情，及时发现病情变化、及时请医师给予处理。②对肌肤、口腔、大小便、心理、饮食、功能锻炼等

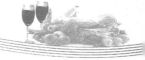

方面的护理是关键，如果护理质量高，可以预防各种并发症，以利于患者早日恢复健康。③脑卒中患者常表现为意志消沉、情绪不稳、容易激动，易产生变态心理。所以，护理时要耐心、热情地做患者的思想工作，使之建立起战胜疾病的信心，创造一个安静而轻松的良好环境，最终达到治疗和康复的目的。

出血性脑卒中的急性期应绝对保持安静，在发病后1～2日尽量不搬动患者，房间要安静，空气流通，但不要直接吹风。尽量减少探视人数，防止患者情绪激动及交叉感染。如无呕吐，头部可稍垫高，发热者枕部放置冰袋或冷水袋，足部放温水袋（热水袋要有布套，以防烫伤）。翻身时要注意保护头部，转头时要慢、轻、稳，以防再次出血。一般应卧床4周左右。缺血性脑卒中待血压和病情稳定后应尽早活动锻炼。

对于神志不清、吞咽困难或呕吐频繁的患者，应禁食、禁水，营养则由静脉输液补充。如3日后仍不能进食，必须由医护人员，经由胃管灌注牛奶、豆浆、米汤、果汁等营养物质及药物。对于神志清醒、无吞咽困难但因瘫痪不能自己吃饭者，应由别人喂食或协助吃饭喝水。由于脑卒中患者的机体抵抗力异常低下，消化功能不良，所以要合理安排饮食。

神志清楚的患者应每天早晚刷牙，饭后漱口，保持良好的卫生习惯；昏迷的患者每天用棉球或纱布块浸温水清洗口腔2～3次，以防口腔感染；注意皮肤清洁，大小便后应擦洗干净，应保持大、小便通畅，可热敷或轻按摩下腹部以助排尿，无效可请护士导尿；对尿失禁的患者应耐心训练患者定排尿时间。

给患者服药时，对于鼻饲者或进流食者可将药溶于水中（药片要捣碎），灌入或慢慢喂入即可。由于服药是治疗的一部分，作为患者家属应对药物的性能及不良反应有一定的了解，以免发生不良反应。

18. 缺血性脑卒中如何康复治疗

一般来说，缺血性脑卒中的治疗越早，预后越好。急性期只要生命体征稳定，神经损害症状不再发展，就可开始康复治疗，通常病发后第四天就可开始，这一点对防止肢体瘫痪、关节僵硬、肌肉挛缩，促使肢体功能的恢复在某种意义上说比药物还重要。康复治疗的持续时间要长，患

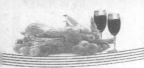
者患病后动与不动的结果很不一样,有些患者患病后一直卧床,不注意康复治疗,1～2个月后就可出现肢体僵硬挛缩。

康复治疗的目的在于应用各种手段以预防和矫治各类神经功能障碍,提高和加强躯体自我控制功能,改善和增强日常生活自理能力。首先要使肢体和关节保持在功能位置,并定时变换体位。缺血性脑卒中患者第二天即可由家属或陪员对患者进行瘫肢的被动运动,如按摩肢体肌肉,活动关节。以后可在家属的协助下进行正规的康复治疗和日常生活功能训练,如洗脸、更衣、洗澡、进食、排便、行走。其原则是循序渐进,先坐后站再行走,先易后难,随着病情的好转,可从事简单的家务训练和室外活动训练,并逐渐加大力度。有资料显示,70%～80%的脑卒中患者经过正规康复治疗,可达到生活上能自理的程度。

当然,在缺血性脑卒中的后期还要注意并发症的防治,如癫痫、脑心综合征、低血压并抑郁症和痴呆等,这就需要医护人员和家属的细心观察,及时和耐心诊治护理,以免影响进一步的康复。

19. 冠心病是怎么一回事

人的心脏在不停地跳动着,它不断地把含有养料和氧的血液泵入血管,再由血管送出以营养全身。而心脏自身也需要血液来营养,专门为心脏输送血液的血管就叫作"冠状动脉"。冠状动脉就像一顶桂冠,覆盖在心脏的表面。如果冠状动脉狭窄或阻塞,心脏的血液供应就会减少,而不能满足心脏的需要,就会引起心脏肌肉组织的缺血、缺氧甚至坏死,这就是我们常说的冠心病。因此,冠心病就是冠状动脉的病变而引起的心脏病。因为引起冠状动脉狭窄或阻塞最常见的原因就是冠状动脉粥样硬化,所以通常意义上的冠心病就是冠状动脉粥样硬化性心脏病。我国的冠心病发病率虽比欧美国家要低得多,但近年来发病率正在逐渐增加。

男性人群中,年龄高于40岁者每增长10岁,其冠心病的发病率就上升1倍。女性平均发病年龄较男性晚10岁,绝经期后发病率与男性相似。男性高发年龄在50岁以后,而女性高发年龄在60岁以后。冠心病是西方工业化社会最常见的心脏病和最重要的致死病因。以美国为例,

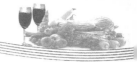

冠心病患者约 600 万人,占全国总人口的 2.5%,每年约有 50 万人死于冠心病,约占人口总死亡率的 25%,在各种死亡原因中排名第一。随着生活水平的提高和生活方式、饮食结构的改变,冠心病发病率呈逐年上升趋势。

冠状动脉病变会累及全身小动脉和引起微循环障碍,耳垂作为末端部位,是一种既无软骨又无韧带的纤维蜂窝状组织,易受缺血缺氧的影响,产生局部收缩,导致皱纹出现。中老年人如果发现耳垂处出现一条条连贯的、有明显皱褶的纹路,同时伴有胸闷、心悸、心前区疼痛等症状时,应警惕冠心病的可能性,及时去医院做检查。

20. 冠心病有哪些类型

临床上常将冠心病分为隐匿型冠心病、心绞痛型冠心病、心肌梗死型冠心病、心肌硬化型冠心病、猝死型冠心病 5 型,以上 5 种类型的冠心病有时可合并出现。因原发性心脏骤停而死亡,多为心脏局部发生电生理紊乱引起严重心律失常所致。冠心病的不同表现与冠状动脉病变不同所造成局部心肌血流量减少的形式有关,如因动脉结构改变造成血管腔狭窄限制血流量的增加就可产生心绞痛。如果血管腔闭塞使心肌无血液供应就可发生心肌梗死。而猝死则可能是由于斑块的表面有血小板聚集,当微小的血小板栓子脱落,产生小范围心肌严重缺血,导致心肌电不稳定发生心室颤动,从而发生悲剧。

21. 冠心病是由哪些原因引起的

冠心病可能是由多种原因引起的疾病。这些原因包括:年龄(40 岁以上的中老年人多患此病);性别(妇女绝经期以后,发病率逐渐上升,60 岁以后发病率高于男性);职业(脑力劳动者的发病率高于体力劳动者);高脂血症;高血压病;糖尿病;吸烟;肥胖;饮食习惯(高盐、高糖、高脂肪、高胆固醇);遗传(有冠心病家族史);A 型性格(比较争强好胜,平常行事匆忙,有一种紧迫感,脾气急躁,对生活有一种不满足感,易焦急和神经过敏等);某些微量元素(如铬、锌、硒等)缺乏。其中以动脉粥样硬化为其主要原因。

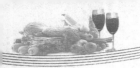
　　动脉粥样硬化的形成非常复杂,在内外因素长期反复作用下,损伤动脉内膜表面的内皮细胞,使动脉内膜的平滑性和连续性受到破坏,血液中的脂质从受损的内膜侵入并沉积于内膜下面,同时血小板亦在此聚集并被激活,释放出生长因子可促使细胞生长分裂;损伤的内皮细胞亦可释放内皮素刺激细胞生长分裂,造成内皮细胞和动脉中层平滑肌细胞增殖,并进一步分泌多种生长因子合成胶原等细胞外基质,巨噬细胞亦在局部聚集。上述平滑肌细胞和巨噬细胞又吞噬大量脂质,衍变成泡沫细胞,最终形成粥样斑块。动脉内膜长期反复的损伤,导致脂质不断沉积和细胞持续增生,使病变逐渐扩大。动脉粥样硬化主要的影响是隆起的粥样斑或形成血栓造成动脉管腔狭窄或闭塞。当冠状动脉受累时可造成心肌供血减少而引起心肌缺氧或坏死,形成心绞痛或心肌梗死。脑动脉粥样硬化引起脑供血不足,出现眩晕、头痛,严重者可引起脑萎缩产生痴呆,脑动脉内血栓形成即出现半身不遂;肾动脉粥样硬化即可引起肾脏缺血产生顽固性肾性高血压;肠动脉粥样硬化可引起餐后腹痛;下肢动脉粥样硬化可引起行走时下肢疼痛,严重者趾端坏死。诊断急性心肌梗死主要依据为持续性胸痛、急性心肌梗死的心电图序列演变经过、血清酶学检查的连续动态变化,只要其中有两条相符,即可确诊。

　　动脉粥样硬化主要发生在一些大中型动脉,如脑动脉、冠状动脉、下肢股动脉等。它的发生因素主要是与人血中的脂质成分代谢有关,当血中某些脂质成分高于正常时容易发生动脉粥样硬化,而且这类脂质浓度越高,发生机会就越多,程度就越重。此外,动脉粥样硬化还与高血压病有关。因此,预防高脂血症,避免高血压病是预防动脉粥样硬化的关键因素。

22. 冠心病患者如何进行家庭护理

　　(1)恢复期或缓解期的患者仍需充分休息,居室应清静,避免噪声;可适当活动,但不能做剧烈运动,要避免疲劳。

　　(2)合理膳食,要清淡、易消化、低脂低盐饮食,多食富含不饱和脂肪酸的食品,如鱼类;多食富含维生素 C 和粗纤维的新鲜蔬果;严禁暴饮暴食或过饱,可少食多餐。

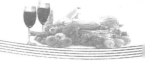

（3）保持乐观、松弛的精神状态，避免紧张、焦虑，情绪激动或发怒。

（4）保持大便通畅，大便时切忌用力。

（5）戒烟限酒，不饮浓咖啡和浓茶；生活规律，保证充足睡眠；注意保暖，预防上呼吸道感染。

（6）用药要针对病情，不宜过多；心绞痛或心肌梗死突发时，应立即舌下含服硝酸甘油或硝酸异山梨酯（消心痛）、速效救心丸等，病情不缓解可再次含药。

（7）冠心病患者应随身携带并在家中备有上述急救药物，以便发病时自己或家人能及时取到并服用，还应定期到医院做健康检查。

23. 冠心病患者为什么要注意气候变化

在寒冷的天气或冬春季节，冠心病心绞痛和心肌梗死的发病率就会增加。人生活在自然界，春温、夏热、秋凉、冬寒的四季气候特点，必然影响到人的生理和病理。不同的疾病则有不同的发病季节，急性心肌梗死每年有两个高峰期，即11～1月和3～4月。11～12月是秋季转入冬季，3～4月则由冬季转入春季，二者均是季节转换时期，冷空气活动频繁。1月时正值隆冬季节，寒风刺骨，气温持续最低，常出现冠心病发病高峰。

在寒冷、潮湿和大风天气，冠心病发病率高，是因为人体突然受寒后使体内的去甲肾上腺素分泌增加，心率加快，心肌耗氧量增多。同时，也可诱发冠状动脉痉挛，使管腔持续闭塞，或挤压斑块使内膜损伤，血小板聚集，血栓形成使管腔急性堵塞，容易引起心肌梗死。因此，在高发季节里，冠心病患者应注意御寒保暖，减少户外活动，以防疾病发生。

冬季要注意调节饮食，每日进食总量最好不超过300克，并按早、午、晚三餐以1：3：2分配。要坚持"三低"即低脂肪、低胆固醇、低盐，每天应控制食盐在5～6克。冠心病患者最好喝鲜奶，常吃些豆制品，鸡蛋一天能吃上1个，确保蛋白质的摄入量。少吃含脂类的花生，多吃些蔬菜和水果，每日果菜与粮食保持在2：1为宜。其次，要合理休息，劳逸结合。不要吸烟，保持情绪稳定。另外，要定时去医院检查，最好能固定一家医院检查，监测病情和处理；要按照医嘱坚持系统服药；提高对饭后不适、疲倦等不典型症状的警惕，这些往往是冠心病加重的征兆。

冠心病患者进行户外锻炼时,首先要注意的气候条件也是寒冷因素。天气过于严寒时不宜进行户外锻炼,体质弱,病较重及年龄较大者尤应注意。当然,体质较好,有一定耐寒力的轻症患者,可以量力而行地适当接触寒冷刺激,但应以不感到明显不适、不致引起感冒为度。除寒冷因素外,还有刮风、炎热、干燥、阴雨及湿度过大等气候因素,中医学将它们概括为"六淫"(风、寒、暑、湿、燥、火),对冠心病患者也是不利的,也可以直接或间接地引起冠心病发作,所以进行户外锻炼时,也应予以注意或适当回避之。譬如,酷热可引起脱水、虚脱及中暑等病症,这些都会加重心脏负担,重则引起冠心病发作。具体地说,温暖季节气候宜人、气温、湿度等条件较合适,可适度增加户外锻炼的次数和时间;严寒的冬季和酷热的盛夏,则应减少户外锻炼频度。就天气而言,晴朗天气多风和日丽,适宜户外锻炼;而阴晦雨雪及刮风天气,连健康人都会感到不适,甚至十分难受(气象过敏综合征),冠心病患者就更应该适当避免了。

24. 冠心病患者应有什么样的舒适环境

家庭环境对冠心病的发病、病程与预后都具有很大的影响。就人体而言,环境有内外之分。外环境是指人体以外的自然环境,包括以自然界为主体的大环境和以家庭、病房、工作单位、亲朋好友等为主体的小环境;内环境是指人体内维持生命活动而进行新陈代谢的环境。内外环境之间隔着人体的皮肤,大环境的变化影响着小环境,小环境的变化又影响着人体的内环境,内环境与外环境之间保持着动态平衡,以保证人体生命活动的正常进行。

人的一生约有 1/2 时间是在居室中度过的,居室环境对人的健康影响很大。冠心病患者由于治疗和休养的需要,在居室里度过的时间就更多一些,其居室条件对于他们的疾病治疗和转归的影响就更大。所以,必须设法改善居室微小气候的条件,以利于疾病的康复。居室应该具有较好的采光和通风设施,保证空气流通和清新;室温以 18℃～20℃ 最适宜;室内相对湿度以 30%～70% 为宜;室内设置物品要井然有序,不可过于零乱;居室要保持清洁,窗明几净,一尘不染;要有良好的防蚊、防蝇设施,保证室内空气无污染。如果家中有人吸烟,吸烟的烟雾及烹调产生

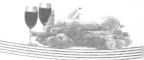

的油烟,都会给家庭居室造成严重的空气污染,这些污染会使室内一氧化碳浓度增加,对人体健康和冠心病患者的病情影响极大,甚至诱发心绞痛和心肌梗死。因此,有冠心病患者的家庭,室内要严禁吸烟,并在厨房安装抽吸油烟设备,尽量不使油烟污染居室。居室噪声污染对冠心病的康复也不利,故不可把收录机、电视机、组合音响等设备的音量开得过大。

除了这些家庭物质环境以外,另一个不容忽视的因素是家庭的精神环境,它对冠心病患者的影响不亚于各种居室条件。冠心病的发生和急性发作,都与不良的精神刺激有关。因此,家庭关系融洽,亲友和睦,生活温馨等在很大程度上影响患者的情绪、疾病的转归及预后,故千万不可忽视。

25. 为什么要给冠心病患者经常查血糖

冠心病和糖尿病这两类分属不同专科的疾病可能由共同的病因所引起,且两者的病理过程也相互影响。在临床中,冠心病患者合并的高血糖存在大量漏诊,专家建议,冠心病患者要经常查血糖。将来冠心病与糖尿病可能会作为一个统一的疾病整体,由心脏科医师和内分泌科医师联手从不同的角度制订全方位的治疗方案。2004 年公布的"欧洲心脏调查"是由欧洲 25 个国家、110 家医疗中心对 4 961 例冠心病患者血糖状况进行的研究,发现急症入院的冠心病患者中糖尿病和糖调节异常的患者高达 71%,即使在择期门诊的冠心病患者中,高血糖状态也达 66%。反之,糖尿病所致的冠心病比非糖尿病者高 3~4 倍,主要表现为心绞痛、心肌梗死、心力衰竭和心律失常。

26. 冠心病患者如何进行自我护理

为预防和延缓病情的发展,冠心病患者自我护理应注意以下几个方面:

(1)心情舒畅是维持身心健康的保证,大怒和紧张可使交感神经高度兴奋,血液内儿茶酚胺含量升高,作用于血管,引起血管收缩压上升,心肌耗氧量增加,原有冠心病的患者可突然诱发心绞痛,甚至发生心肌

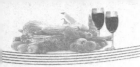

梗死。因此,冠心病患者应尽力避免情绪激动,精神紧张,以及大喜过悲,在日常生活中尽量保持情绪稳定。

(2)加强身体锻炼,参加适当的体育活动,应避免连续繁忙的工作或突然用力的动作,如不要急赶车辆等。当心绞痛突然发作时,应立即停止一切活动,原地休息。

(3)调理饮食,注意营养卫生,做到三少二多,即少吃糖、食盐、脂肪;多吃蔬菜、水果、蛋白质;控制食量不过饱,以少吃多餐为宜,晚间不宜进食过饱;避免吃含胆固醇高的食物,如荤油、动物内脏、蟹黄、肥肉等。

(4)保持室内清洁,空气新鲜。冬季要注意保持一定的室温,预防感冒,注意保持大便通畅。

(5)遵照医生吩咐按时用药,定期复查。冠心病心绞痛发作频繁者,家中最好备有氧气枕,同时随身携带急救用药物。

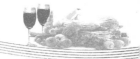

二、合理饮食防治心脑血管病

1. 脑血管病患者如何饮食调养

在调配脑血管病患者的饮食中,应注意以下几点:

(1)适当控制饮食的总热能。脑血管患者一般体型肥胖的较多,再加上活动量少,因此饮食要有节制,每餐饭菜量不宜吃得过多过饱,以八九成饱为宜,保持热能摄入平衡。

(2)限制脂肪和胆固醇的摄入。脑血管病患者多数血脂偏高,对脂肪的摄入应严格限制,如肥肉、动物油脂、内脏、奶油、黄油及含胆固醇高的食品以不食用为好,以免加重病情。在食用植物油时也要注意全日的食用量不宜过多,食物易清淡便于胃肠消化。

(3)多吃富含膳食纤维的食物(粗粮、蔬菜、水果等),尽量少吃蔗糖、蜂蜜、水果糖、糕点等。

(4)每日蛋白质应占总热能的 12%～15%,并包含一定量的优质蛋白(乳类、蛋类、瘦肉、鸡、鱼、大豆等)。

(5)应适当补充维生素 C、烟酸、维生素 B_6 及维生素 E。还应注意钾、镁和微量元素铬、硒、锰、碘等的摄入。

(6)盐摄入量每日控制在 4 克左右。

(7)定时定量,少量多餐。三餐的热能分配最好为早餐 25%～30%,午餐 35%～40%,晚餐 25%～30%,两餐之间可以加餐。

(8)戒酒。酒精对血管起扩张作用,使血流加快,脑血量增加,酒后容易引起急性脑出血。

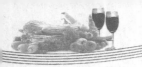
2. 为什么脑出血与饮酒关系密切

脑出血指非外伤性脑实质内血管破裂而引起的出血，又叫脑溢血。不包括外伤性脑出血。发病时脑内血管突然发生破裂，迅速形成局部血肿，挤压周围脑组织产生相应的临床症状或体征，如头痛、低热、外周血象白细胞增高、呕吐、大小便失禁、嗜睡、昏迷、中枢性偏瘫、面瘫、失语及偏身感觉障碍等。

引起脑出血的常见原因主要有脑动脉硬化、脑血管畸形，以及一些使血压骤然升高的主客观因素，如情绪激动、剧烈活动、饮酒过度、大便用力等。

现有的医学研究资料表明，在诸多致病因素中，高血压是脑出血最主要诱因，80％以上的脑出血患者有高血压病史。这主要是因为长期的高血压，脑内小动脉形成粟粒样大小的瘤体扩张，当血压突然升高时，就会使微小动脉瘤破裂而发生脑出血。

长期的高血压，还可使脑小动脉内膜受损，脂质沉积，透明样变，管壁脆性增强，更易破裂出血。高血压的致病因素也具有多样性，但其中的一个重要因素便是饮食，如饮食结构不合理，过量摄入食盐、脂肪、胆固醇、吸烟喝酒等。

研究资料表明，每天饮酒30毫升者，其收缩压可增高4毫米汞柱，舒张压可增高2毫米汞柱，高血压的患病率为50％，每日饮酒60毫升，收缩压增高6毫米汞柱，舒张压增高2～4毫米汞柱，高血压患病率为100％。

脑出血是一种生活习惯病。为避免患脑出血，除了平时注意养成良好的生活和行为习惯；平时要做到用餐有规律、进食有限度；注意节制饮食、做到定时定量、避免吃得太饱和过咸，也不要一次摄入过多的动物脂肪，还应避免大量饮酒，尤其是烈性酒。有饮酒习惯者应严格限制酒量，一般每天饮酒量不宜超过50克，最好饮红葡萄酒。此外，还要少吃肥肉、辣椒、生葱、大蒜等肥甘厚味和辛辣刺激之品，多吃一些新鲜水果和蔬菜。

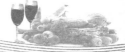

3. 为什么长期饱食易致脑血管硬化

进食过饱后,大脑中一种称为"纤维芽细胞生长因子"的物质明显增加,比进食前增加数倍。这种纤维芽细胞生长因子能使毛细血管内侧细胞和脂肪细胞增生,促使动脉粥样硬化的发生。如果长期饱食,大脑内的生长因子增加,会导致脑血管硬化,出现大脑早衰和智力迟钝。所以,日常饮食如做到七八分饱,可以有效地减少因饱食而造成的生长因子的增加,延迟和预防脑血管硬化及老年性痴呆的发生。

合理饮食可以延缓疾病的进展,老年痴呆的发生与机体缺乏叶酸和维生素 B_{12} 等有关,因此应多食富含叶酸和维生素 B_{12} 的瘦肉、蛋、奶、鱼、虾、发酵后的豆制品等。大豆含有丰富的异黄酮、皂苷、低聚糖等活性物质,常食可以预防血脂异常症、动脉硬化。

4. 哪些食物可预防脑血管疾病

黑木耳加冰糖能降血压和防止血管硬化。

常食用蒜、葱,可缓解冠状动脉粥样硬化。

葡萄干、土豆、大枣、山楂、桃、橘等可控制血压;多吃富含矿物质的食物,少吃油脂;玉米油、葵花子或葵花子油、海带、紫菜等有降胆固醇作用;麦片有助于减肥,降低血压及胆固醇。

香菇、大枣含有相当丰富的维生素 C 和维生素 P;核桃、蜂蜜含丰富的维生素,可防止血管硬化。

芹菜叶降血压效果相当明显,用水烫一下,剁碎,拌上蒜泥,几乎相当于服一片降压药。每百克芹菜中含钙160毫克,一半可为人体吸收。

茄子含维生素 P,能增强毛细血管弹性,可防治高血压、动脉硬化及脑血管病,明显减少老年斑,降低脑血管栓塞的发生率。

南瓜具有润肺益气、化痰、排脓、驱虫解毒、止喘利尿、美容等功能,可预防和治疗前列腺肥大、动脉硬化、胃黏膜溃疡等作用。

生姜可以抗肿瘤,防止血小板聚合,降低血栓、心脏病或脑血管病发生,减轻偏头痛,有消炎作用。

玉米富含脂肪,其脂肪中的不饱和脂肪酸,特别是亚油酸的含量高

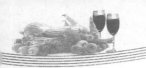

达 60％以上。经常吃玉米有助于人体脂肪及胆固醇的正常代谢,可以减少胆固醇在血管中的沉积,从而软化动脉血管。

西红柿不仅各种维生素含量比苹果、梨高 24 倍,而且还含芦丁,可提高机体抗氧化能力,消除自由基等体内垃圾,保护血管弹性,有预防血栓形成的作用。

苹果富含多糖、果酸、类黄酮、钾及维生素 E 和维生素 C 等,可使积蓄体内的脂肪分解,对推迟和预防动脉粥样硬化发作有明显作用。

海带含有丰富的岩藻多糖、昆布素,这类物质有类似肝素的活性,能防止血栓,降胆固醇、脂蛋白,抑制动脉粥样硬化。

茶叶含有茶多酚,能提高机体抗氧化能力,降低血脂,缓解血液高凝状态,增强红细胞弹性,缓解或延缓动脉粥样硬化。经常饮茶可以软化动脉血管。

大蒜含挥发性辣素,可消除积存在血管中的脂肪,有明显降血脂作用,是主治高脂血症和动脉硬化的良药。

洋葱含有能使血管扩张的前列腺素 A,它能舒张血管,降低血液黏度,减少血管的压力。同时洋葱还含有二烯丙基二硫化物和含硫氨基酸,可增强纤维蛋白溶解的活性,具有降血脂,抗动脉硬化的功能。

5. 康复期间如何合理饮食

预防脑血管病的复发,应采取低糖、低脂饮食,多吃含有维生素、多纤维的食物。有一部分脑血管病患者很害怕复发,不敢再吃肉了,过度控制饮食,有的甚至造成营养不良。其实不然,高血脂固然是脑血管病的复发因素,但可适当控制高脂饮食,合理服用降脂药物,达到既稳定病情,又防止营养不良的目的。

由于康复锻炼需要大量的体力,没有足够的营养是不能完成康复任务的。因此,要定时定点进食,要有足够的蛋白质、脂肪、糖、维生素、纤维素和微量元素。患者食欲差,可选择少食多餐,也可食用开胃的小食品,因康复锻炼的每一个动作对于有瘫痪的患者来讲,都需要相当大的力气,这一点需要患者家属予以理解,照顾好患者的饮食,同时应在患者锻炼期间观察患者状态及有什么不适等。

具体采取什么样的饮食,没有明确要求,每日热能为 7.54～8.37 兆焦,蛋白质占总热能的 15％～18％,脂肪占 22％～25％,糖类(碳水化合物)占 55％～58％,并予足够的蔬菜水果,以及足够的饮水。

6. 如何利用饮食防治动脉粥样硬化

动脉硬化性疾病是发达国家人口死亡的主要原因,我国此病的患病率也有增加的趋势,其中饮食因素是主要的相关因素。流行病学也表明,居民的饮食组成不同可以影响其发病率。因此,饮食调养是预防动脉硬化的主要措施。

(1)摄入的热能必须与消耗的能量相平衡,最好把这种平衡保持在标准体重范围内。如果超重,就不仅要减少热能摄入,还应该增强体力活动,加强能量消耗。

(2)重点减少食物中动物脂肪和蛋白质,每次进餐都要严格控制肉类食物。因为即使是最瘦的肉也含 10％～20％ 的动物脂肪,应该从食用肉中消除多余的脂肪,把脂肪摄入量减少到最低限度。不要吃鸡皮,因为鸡皮所含脂肪比例高。一周内吃猪、牛肉不超过 3 次,其他时间最好是吃鸡或鱼(不包括水生贝壳类),因为后者所含的饱和脂肪酸少于猪、牛等肉类。

(3)对肉或鱼最好烧、烤或烘,不要用油煎或炸。因为烧、烤、烘能从肉中清除掉相当数量的人体不需要的脂肪。

(4)降低胆固醇的摄入量。每日不超过 3 个蛋黄(包括其他食物),水生贝壳类(龙虾、小虾、牡蛎)每月最好仅吃 2～3 次,少吃动物肝、肾和其他内脏,因为内脏中含有大量的胆固醇和脂肪。

(5)少用或不用蛋黄酱拌色拉,最好用醋或酱油等,多用植物油烹饪,少用动物油和黄油烹调。

(6)不食或少食奶油、糖果或酸味饮料,少吃甜食及精制糖,多吃标准粉,少吃精粉。这样可以改善消化能力,降低热能摄入,也减少了肠道对脂肪和胆固醇的吸收。

(7)限制上述饮食是不会缺乏营养的,因为蔬菜、水果和各类食物中所含的大量碳水化合物可以向人体提供热能。也就是说,各类食品如黑面包、糙米、蚕豆、豌豆、胡萝卜、绿叶蔬菜和新鲜水果、桃子、梨、苹果(最好带皮),含有人体所需要的全部营养成分,可以在不提高血液胆固醇的情况下,供给人们所需要的全部热能。

(8)吃饭要定时,两顿饭之间不要加零食,如果非吃不可的话,可吃些苹果、生胡萝卜、饼干或其他不提供脂肪含量的食品。

(9)饮咖啡、茶和含咖啡因的饮料要适当。这些饮料刺激大脑、心脏和循环系统,也刺激胃酸分泌,使人感觉饥饿。口渴时最好喝天然果汁、无咖啡因的咖啡、脱脂牛奶和水。

7. 动脉粥样硬化患者的食物宜忌有哪些

(1)宜多食用植物蛋白(如豆制品)及复合碳水化合物(如淀粉等),少吃单纯碳水化合物(如果糖、蔗糖、蜜糖及乳糖等)。

(2)宜多吃富含维生素C的食物,因维生素C可促使胆固醇羟基化,从而减少胆固醇在血液和组织中的蓄积。

(3)宜多吃高纤维素的食物,因食物纤维不易被人体胃肠道所消化,摄入高纤维食物后可改善大便习惯,增加排便量,使粪便中胆固醇及时排出,从而起到降低血清胆固醇含量的作用。

(4)宜多吃些水产海味食物,如海带、海蜇、淡菜、紫菜、羊栖菜、海藻之类,这些海产品都含有优良蛋白质和不饱和脂肪酸,也是各种无机盐的良好来源,在人体内具有阻碍胆固醇在肠道内吸收的作用。中医学认为这类食物具有软坚散结的功效,经常食用,可以软化血管。

(5)宜吃低盐饮食,食盐中的钠能增加血浆渗透压,促使血压升高,而高血压对动脉粥样硬化及冠心病均可带来不利的影响。

(6)宜常吃红辣椒、牛奶和鱼。尤其是高胆固醇者宜常吃红辣椒、牛奶和鱼。科学家们发现,红辣椒中含有一种番椒素的物质,它能有效地降低人体内胆固醇;牛奶中含有一种乳清酸物质,能抑制肝脏合成胆固醇,降低血液中胆固醇含量,而且牛奶营养丰富;鱼所含有的鱼肝油具有降低胆固醇的作用。

(7)宜吃植物油,如豆油、菜油、花生油、香油等。

8. 调血脂的方法有哪些

（1）限制食物性胆固醇的摄入：降低低密度脂蛋白胆固醇和总胆固醇，是防治动脉粥样硬化的关键。虽然体内的胆固醇不全来自食物，但是限制胆固醇的摄入是降低高胆固醇血症所必须的。食物中含胆固醇丰富的是鸡蛋黄、蟹黄和各种动物内脏，这些食物应尽量少吃。如一个蛋黄就含胆固醇 200～300 毫克，这就是每天胆固醇摄入的最高量。

（2）限制脂肪的摄入：食用的脂肪包括动物脂肪和植物脂肪，前者主要含饱和脂肪酸，摄入过多可升高胆固醇，应该严格限制，使其不超过每天总热能的 7%；后者虽然是不饱和脂肪酸，但因其能提供较高的热能，也应该适当限制，以每天不超过 20～25 克为宜。全部脂肪热能不超过摄入总热能的 30%。提倡科学的烹调方法，菜肴以蒸、煮和凉拌为主，炒菜少放油，尽量不煎、炸食品，少吃人造奶油食物。

（3）限制总热能的摄入：除了限制脂肪外，提供热能的碳水化合物也应适当限制，也就是每天的主食要有所控制，做到每餐食无求饱，而且多吃富含膳食纤维和维生素而热能较低的粗粮（如全麦面粉等）、杂粮（如豆类杂面等）和新鲜绿叶蔬菜。如果血脂异常并发或继发于糖尿病者，其主食控制就更为重要。

（4）戒烟限酒：吸烟能抑制脂蛋白脂酶（人体内一种参与脂蛋白代谢的重要的酶）的活性，使三酰甘油升高，高密度脂蛋白胆固醇下降，还能破坏内皮细胞的功能，引起动脉痉挛等。所以，对于血脂异常和动脉粥样硬化的患者危害很大，必须戒烟。而适量饮酒，尤其是葡萄酒，对于防治动脉粥样硬化可能有益，以每天不超过 100 毫升葡萄酒为宜。

（5）选择适当的体育锻炼：对于超重和肥胖者，除了饮食控制外，体育锻炼是有效的减肥措施。以腰围增加为特征的向心性肥胖者，内脏脂肪增多，容易出现胰岛素抵抗和代谢综合征。不少血脂异常患者合并有脂肪肝，更应通过体育锻炼达到消耗脂肪，减轻体重的效果。体育锻炼的方式建议采用低、中强度的有节律、重复性的有氧运动，如行走、游泳、骑自行车、打太极拳或体操等，如每天行走 30 分钟，距离为 3 000 米。

9. 动脉粥样硬化患者如何平衡膳食

食物的种类繁多，每种食物所含的营养成分差异很大，而人体要获得全面而均衡的营养，对食物既有量的需求，也要有适当的比例搭配。无论何种营养素，不足和过量对身体都是有害的。根据各种食物所含的营养素对食物进行合理搭配与烹调，以完善机体的营养需要与膳食供给之间的平衡关系，这就是平衡膳食。

食物大致可分为 5 类：一是谷物，主要供给热能、糖类、无机盐和 B 族维生素，尤其是维生素 B_1；二是鱼肉蛋禽类，主要供给蛋白质、脂肪、钙、磷、铁、维生素 B_2、维生素 B_{12} 等；三是豆类及豆制品，主要供给蛋白质、脂肪、糖及 B 族维生素；四是蔬菜、水果类，主要供给膳食纤维、无机盐、维生素 C 和胡萝卜素等；五是纯热能食品，如动物油和植物油、食糖。合理安排饮食就是要把以上食物按比例科学地搭配起来，每天从这 5 类食物中选择不同的食物。但要进行精确地计算，在日常生活中是不可能的，实际上也没有必要那么复杂。

上述食物中，第一、第三、第四类食物可以自由摄取，第二类食物应适量摄取，第五类食物应限制摄取。一种比较合理的粗略估算方法是，每天进食的粮食占 25% 左右，蔬菜、水果占 30% 左右，肉类占 5% 左右，豆类占 15%，蛋、奶占 10% 左右。从热能分配来看，最佳的膳食构成方案是使谷类食物提供的热能占总热能的 55% 左右。这种膳食结构既保留了我国人民膳食的传统习惯，又能提高营养水平，还可避免西方国家高蛋白、高脂肪膳食的缺点，从而可以预防动脉粥样硬化的发生。

10. 动脉粥样硬化患者如何控制热能

热能是指食物中的产热营养素在机体内经过分解代谢而释放出的能量。食物产生的热能，是维持生命各种活动所必需的，也是维持人体体温的物质基础。人们每天都要消耗一定的热能，同时又从食物中得到不断的补充，热能平衡就是使能量的摄入与消耗大致相等。如果进食热能不足，会引起消瘦；进食高热能食物过多，过剩的热能就会转化成脂肪在体内积存起来，导致动脉粥样硬化的发生。因此，保持机体的热能平衡、控制体重,是膳食合理性的重要标准。

要控制体重,首先要控制每日饮食总量,其次在饮食结构上要合理搭配。正常成人中度体力活动时每天所需热能为 11 552 千焦左右,而每克蛋白质、脂肪和糖类在人体内分别产生 16.74 千焦、37.66 千焦、16.74 千焦的热能,可见脂肪的产热能是等量蛋白质或糖类的 2 倍多。一般认为,3 种产热营养素向人体提供的热能比例应是糖类占 60%～70%,脂肪占 20%～25%,蛋白质占 10%～15%。因此,要吃低热能与高营养素的多样化食物,如多吃水果、蔬菜,少吃动物脂肪,少吃糖及高糖制品,适量的瘦肉、鱼类、豆制品,适量的淀粉和纤维。再次,从饮食上控制体重要持之以恒,同时要注意体重减轻的幅度,短期内不宜过大。

对于中、老年人来说,控制体重显得尤为重要,特别是轻体力劳动者或脑力劳动者(如中老年知识分子),由于活动量较少,进食高热能饮食更容易发胖。因此,已经发胖的要下决心减轻体重,没有发胖的要防止肥胖。

控制总热能可维持热能平衡,能防止肥胖,使体重达到并维持在理想范围内。由于肥胖者合并动脉粥样硬化较正常体重者多,因此控制体重是防治动脉粥样硬化的饮食环节之一。

减少热能的摄入,供给足够的水果、蔬菜和适量蛋白质,有助于健康长寿。我国对广西巴马县长寿老人的食谱调查分析发现,每日摄取热能要比一般老年人低 2 093.4 千焦。相反,过量地摄取食物,造成体内热能过剩,脂肪蓄积可导致肥胖,而肥胖又是动脉粥样硬化的高危因素。据调查,动脉粥样硬化性心脏病的患病率,胖人较瘦人高出 2 倍。适当节制饮食对健康颇为重要,饮食过饱会使血液大量集中于胃肠部,导致供给心脏和大脑的血液减少,心肌缺血、缺氧,故动脉粥样硬化患者往往于饱餐后发病。此外,胃的饱胀,势必造成横膈上托,压迫心脏,使心脏射血减少,很容易引起心、脑等重要器官的缺血、缺氧,以致诱发或加重心血管和脑血管疾病。

对于动脉粥样硬化患者来说,食入量以维持正常体重为宜。如有超重,应减少热能摄入以降低体重。判断体重是否正常的简便方法是以身高厘米数减去 105 作为体重上限,即体重＝身高(厘米)－105,超过者为

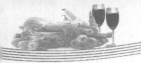

超重。如果原来已经超重,通过限制饮食使体重下降以后,血压、血脂及动脉粥样硬化症状皆能随之减轻。

胆固醇的每日摄入量不应超过 300 毫克/日,脂肪的摄入不应超过总热能的 30%,其中饱和脂肪酸应控制在占总热能的 10% 以内。应增加膳食中的多不饱和脂肪酸,使饱和脂肪酸与不饱和脂肪酸、多不饱和脂肪酸的比值为 0.7:1:1。少吃或不吃蔗糖或葡萄糖等简单的糖类。糖对人体来说是十分重要的,人体所需的热能 50% 以上是由糖类食物提供的。我国人民的饮食结构是以米、面为主食的,其中含有大量的糖类。从正常的饮食中,人们已经获得足够的糖,甚至已经超过人体的需要量。随着人们生活水平的提高,对含糖量高的点心、饮料、水果的需求和消耗日益增多,使摄入的糖量大大超过人体需要。过多的糖不能及时被消耗掉,多余的糖会在体内转化为三酰甘油和胆固醇,促进了动脉粥样硬化的发生和发展,有些糖转化为脂肪在体内堆积下来,久之则体重增加,血压水平上升,使心肺负担加重;储存在肝脏内则成为脂肪肝。瑞士专家们研究了 1900—1968 年食糖消耗量与心脏病的关系,发现动脉粥样硬化的死亡率与食糖的消耗量呈正相关。总热能限制在标准量以内,使体重维持在标准水平,如果超重(标准体重±5 千克为正常),应进一步限制总热能,或适当增加体力活动。提倡多食新鲜蔬菜和水果,食用豆制品和植物油,尽量少吃富含饱和脂肪酸或胆固醇过多的肥肉、动物油、高脂奶品及蛋黄、动物内脏等食品。

要做到节制饮食,控制体重,注意热能分配是很重要的。要避免过饱,最好少食多餐,如每日吃 4～5 餐。如果每日 3 餐,合理的分配方案是:早餐占当天总热能的 30%～40%,中餐占 40%～50%,晚餐占 20%～30%。而人体需要的三大营养素的百分比,应以蛋白质占 13%～15%,脂肪占 20% 以下,糖类占 65%～70% 为宜。如有高脂血症,则脂肪和糖类均应相应减少。

动脉粥样硬化患者多半体重超过正常,于是,许多动脉粥样硬化患者错误地认为身体肥胖是导致动脉粥样硬化的原因之一,认为采取节食的方法可以减轻动脉粥样硬化。但结果适得其反,单纯地过分节食可引起心肌梗死的发作。过分节食者之所以发生心肌梗死,这是因为长期严格控制饮食而缺少糖类,从而引起部分心脏组织发生变化。即使在医师的监护下严格节食的患者,如果每天摄取的饮食过低,也会导致心肌梗死。因此,肥胖的动脉粥样硬化患者不能自作主张地节食。

11. 动脉粥样硬化患者为什么要控制胆固醇的摄入

胆固醇是一种类脂成分,在动物内脏、动物脂肪、蛋黄中含量较高。长期大量地摄入胆固醇,会使血清胆固醇升高。高胆固醇血症会导致血液凝固性增高,以及动脉粥样硬化、心绞痛、心肌梗死的危险性增加,因此应少吃含胆固醇高的食物。但是,少吃不等于不吃。胆固醇作为食物的一种正常成分并非是可有可无的,即使对有心血管疾病的患者也是如此,胆固醇摄入量应控制在每日300毫克以下。维持细胞膜和神经纤维的完整性必须要有胆固醇参与。再者,它还是合成维生素D和类固醇激素的前体物质,可见其生理功能相当重要,只是在过量时才有害。绝对禁食胆固醇,机体缺少外源性胆固醇,必然通过自身调节增加内源性胆固醇的合成,加速体内脂肪分解,并把糖类转化为脂肪,如果长期处于低胆固醇血症状态,反而会出现继发性高脂血症,同样会促进动脉粥样硬化。另外,含有胆固醇的食物都是动物性食物,有优质的蛋白质和许多其他营养素,适量的摄取对人体是必需的。

胆固醇是人体必不可少的。人体是由许许多多细胞组成的,而使细胞具有其形态、功能的细胞膜,以及细胞本身许多内部结构均由胆固醇组成。而且细胞之间传递信息,发挥重要生理功能的激素,有不少就是由胆固醇转化而来的。另外,胆固醇还可以为人体提供能量。因此,健康人的血中总是含有一定量的胆固醇以供人体代谢的需要。目前认为,血清总胆固醇含量在2.8~6.0毫摩/升属正常范围。

显然,血中胆固醇含量过低对人体也是不利的。它除了影响人体正常生理代谢,使人体细胞、组织和器官的功能降低,还可诱发一些疾病。调查发现,体内胆固醇低的人患脑部疾病的可能性增大。与因血管壁脂肪沉积较多患有动脉粥样硬化的人相比,血中胆固醇低的人死于脑出血的可能性是前者的3倍。另外,血中胆固醇低的人易患癌症,国内有一些专家通过对癌症患者的调查,发现其血脂大都偏低。

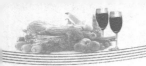

　　怎样做到合理地平衡胆固醇饮食呢？一要控制总量，二要做到荤素搭配。蔬菜、水果可抑制胆固醇的吸收，纤维素可以缩短食物通过肠道的时间，促进胆固醇的排泄；含不饱和脂肪酸的植物油能促进胆固醇的氧化，增加血胆固醇的转运，从而降低胆固醇的含量。植物油与动物油的比例以 1∶0.7 为宜。对鸡蛋不必过分禁忌，虽然蛋黄中胆固醇含量高，但同时还含有卵磷脂，卵磷脂又具有降低血浆胆固醇的作用。另外，蛋黄中的不饱和脂肪酸可与胆固醇结合变为胆固醇脂，增加胆固醇的流动性，从而减少胆固醇的沉积。一般来说，病情较轻、活动量较大的非肥胖的中年动脉粥样硬化患者，每天吃 1～2 个鸡蛋，或 150～300 克肥肉是可以的，不宜吃得太多。而对于年龄较大者和肥胖者，尤其是血胆固醇已远高于正常水平的人，则对吃鸡蛋、肥肉应有所节制，每天吃鸡蛋不宜超过 1 个，或者只吃鸡蛋蛋白不吃鸡蛋黄；吃肥肉每天应不超过 150 克。也有人建议，患有高脂血症的患者每周最多吃 3 个鸡蛋或 600 克肥肉或含胆固醇相当的其他食物。

　　由于个体差异的存在，针对每个人究竟能否吃鸡蛋或肥肉、吃多大的量，最重要的还是观察自己吃鸡蛋或肥肉后血胆固醇水平的变化。例如，可以做一个试验：每天吃 1～2 个鸡蛋，或 150～300 克肥肉，连续吃半个月后检查血脂，如果血胆固醇无明显上升，就可以继续吃；如果吃后血胆固醇迅速上升，那就得控制食入鸡蛋、肥肉的量了，再根据各人具体情况不吃或尽量少吃。

　　日常生活中人们的食物是丰富多样的，不可能仅局限于某一种食物。因此，有必要根据每日进食胆固醇的量，合理安排一些摄入含胆固醇食物的比例。在进食鸡蛋、肥肉时除了注意两者胆固醇的量，还得注意它们与同时进食其他含胆固醇食物的比例。如每 450 克牛瘦肉、猪瘦肉或羊瘦肉及 250 克鸡肉所含的胆固醇也都是 300 毫克左右。有心血管疾病者可依据上述食物中胆固醇的含量、自己血胆固醇水平，合理安排饮食，计划每日吃鸡蛋、肥肉，以及其他含胆固醇食物的量，做到摄入一定量的胆固醇既能供人体正常代谢所需，又能使血中胆固醇水平降低。这样在控制病情、延缓病情的发展的同时，对人体的健康亦无不利的影响。

据荷兰的研究人员发现,多吃鱼能明显减少因心脏病发作而导致的死亡,并劝人们在食谱中增加些鱼类,对健康是有益的。研究人员认为,吃鱼之所以有这样的功能,是因鱼组织中含有大量不饱和脂肪酸,可以改善血小板和白细胞的功能,防止血管壁硬化。研究人员对一所大学852名中年男子进行为时20年的调查,其中有78人死于心脏病,而这些人都是不喜欢吃鱼的;其余患动脉粥样硬化的人,吃鱼越多,死于心脏病的人越少。另外的调查也证明,爱斯基摩人患心脏病较少,其原因之一就是他们平均每天食鱼0.1千克。

12. 吃瘦肉也会引起动脉粥样硬化吗

一些人认为多吃高脂肪、高胆固醇的食物可能会引起动脉粥样硬化,而瘦肉但吃无妨,所以有些中老年人经常吃瘦肉,而且吃的量也比较多。其实,吃瘦肉过多,同样会引起动脉硬化。

造成动脉硬化的"罪魁祸首",并不仅仅是胆固醇一种,而且还有一种称为"同型半胱氨酸"的物质。同型半胱氨酸尿症是一种先天代谢障碍病。患者的血和尿中都含有过多的同型半胱氨酸,其动脉迅速硬化,以致动脉腔变窄和栓塞,不久即死亡。同型半胱氨酸是由蛋氨酸在人体内某些酶的催化作用下形成的,常吃的所有动物瘦肉都含有蛋氨酸。动物实验表明,同型半胱氨酸会直接损害动脉的内皮细胞,形成典型的动脉硬化斑,严重者可致动脉腔变窄和栓塞。吃瘦肉过多,蛋酸氨的摄入就会增多,同型半胱氨酸相应就会增加,引起动脉硬化的可能性就更大。由此看来,人们吃瘦肉也并非越多越好。

动脉粥样硬化患者应适当增加植物蛋白,尤其是大豆蛋白的摄入量。其适宜比例为:蛋白质占总热能的12%左右,其中优质蛋白占40%~50%,优质蛋白中,动物性蛋白和植物性蛋白各占一半。对于动脉粥样硬化患者来说,单从补充蛋白质的角度来看,似乎应强调进食动物性蛋白质。但动物性食物又有饱和脂肪酸过多之弊,故应充分利用动物性蛋白质和植物性蛋白质的互补作用,适量从植物性食物中摄取蛋白质,尤其是多食豆类,使植物性食物中的氨基酸模式符合人体需要。豆类还有降低血液胆固醇的作用,这是因为豆类含植物固醇较多,有利于

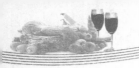

胆酸的排出,胆酸被重吸收的量减少,胆固醇的合成随之减少。通常食用的豆类制品有豆腐、豆浆、豆腐干、干豆腐、豆腐脑、黄豆芽等,动脉粥样硬化患者可根据自己的嗜好选择食用。

13. 动脉粥样硬化患者为什么要控制食糖的摄入量

对冠状动脉粥样硬化性心脏病的病因有一种新的学说,认为动脉粥样硬化的病因并非单纯由过量摄入动物脂肪所引起,而食入过量的糖也是引起动脉粥样硬化的原因之一。因为糖可以刺激体内合成过多的胆固醇,并使血液中的总胆固醇含量升高。国外有资料表明,在南大西洋中有一个圣赫勒拿岛,虽然岛上的居民很少吃动物脂肪,但每人每年耗糖量在45千克左右,动脉粥样硬化患者的比例却很高。相反,在非洲的马赛部落,尽管他们以肉食为主,但耗量少,动脉粥样硬化患者却很少。因此,动脉粥样硬化患者宜控制食糖的摄入量。

14. 为什么动脉粥样硬化患者饮水量不可缺少

水,是自然界一切生物生命过程中所必需的物质之一,它是构成细胞和组织的重要成分,人类亦不例外。在正常情况下,人体内所含的水分约占体重的80%,每个成年人一昼夜需进水2 500～3 000毫升,才能维持机体各部分的正常生理功能。

动脉粥样硬化患者大多为中老年人,而中老年人在生理上的一个重要变化,就是体内固有的水分随着年龄的增长而逐渐减少,出现生理性失水现象。同时,机体各部件逐渐退化,抵抗力亦下降。因此,有些中老年人的皮肤显得干燥,皱纹出现得早而明显,而且容易生病,故应注意经常饮水,补充人体的消耗量,以利于延缓机体各部件的退化。通过饮水—排尿这个"内洗涤"过程的作用,可将体内各种代谢废物排出体外,这是保持健康的重要措施之一,也是动脉粥样硬化患者预防感冒及其他各种并发症的重要手段。

饮水还有助于排便。便秘往往是动脉粥样硬化患者的大敌,因为便秘时,排便必然要用力而增加心脏负担,加之用力后腹压增加而使膈肌上移,又可压迫心脏。在临床上,可以看到许多患者由于用力大便,造成心绞痛发作,甚至心肌梗死而死亡。所以,经常饮水以保持肠道内含有足够的水分,可使粪便柔软而容易排出,这是动脉粥样硬化患者必须注意的事项之一。

饮水还能保持充足的血容量,降低血液黏稠度,避免因血液浓缩血小板等物质聚集而造成的血栓形成,从而预防心肌梗死的发生;饮水还可调节体内钠的代谢,使尿液中的钠增多,有利于降低血压。

动脉粥样硬化患者每晚不妨喝上 3 杯水,便能起到抑制血小板聚积,降低血黏稠度,增加血液流速,溶解血栓等作用。临睡前半小时喝上第一杯凉开水;血栓性心肌梗死多发于午夜 2 时左右,患者应在深夜醒来时喝第二杯水;第三杯水应在清晨醒来后喝,这一杯水至关重要。早晨患者血小板活性增加,血栓易形成;加之患者睡了一夜,排尿与皮肤蒸发及口鼻呼吸均会失去不少水分,此时血黏稠度明显增高,血液中易形成血栓。所以,清晨醒来后,及时喝上 1 杯凉开水,可以迅速被吸收,使黏稠的血液得以稀释,不但能改善脏腑器官血液循环,防止病情发作,还有利于胃肠和肝肾代谢,促进体内废物的排出。

平时,应频频少量多次饮水;喝水时不要暴饮,以免增加心脏负担;夏季也不要过多地进冷饮,因为大量冷饮的刺激,可导致冠状动脉发生痉挛,血流减少,造成心肌缺血、缺氧;睡前也不宜多喝水,特别是茶水,以免增加夜尿次数和影响睡眠。

15. 动脉粥样硬化患者每日需要摄入多少钠盐

食盐不仅是人类膳食中不可缺少的重要调料,也是维持人体正常生理功能不可缺少的物质之一。每 100 克食盐中含钠 40 克,每个成年人每日需要钠 3～5 克。食盐摄入量过高是导致高血压病的高危因素,高血压又是动脉粥样硬化的危险因素之一。有相当比例的动脉粥样硬化患者患有高血压,而高血压又有促进动脉粥样硬化发生和发展的作用。因此,控制高血压并设法降低血压水平,对动脉粥样硬化的防治具有重要意义。同时,钠也可促进血液循环,增加心排血量,直接增加心脏负担,对心脏血流供应不足的动脉粥样硬化患者是不利的。为此,对已患有高血压的患者,限制食盐可作为一种非药物性治疗手段。

动脉粥样硬化患者,要根据自己是否同时患有高血压病及高血压病的病情来确定钠的摄入量。有高血压病及高血压病家族史者,每日应限制食盐在3~5克。动脉粥样硬化伴有高血压的患者应根据自己的情况,逐渐限制食盐的用量,使自己的口味逐渐习惯于低盐膳食。有一种做法是在烹调菜肴出锅前,将盐撒在食物上,这样盐味便可以明显地感觉出来;还可利用糖、醋、香料等调料来增加食物的味道,以减少食盐用量;使用市售的低钠盐,也是限盐的一个好办法。

如果应用促进钠排泄的药物时,常常也增加钾的排泄,造成体内缺钾。因此,用药期间,应多吃含钾丰富的食物,如五谷杂粮、豆类、肉类、蔬菜和水果等,因为钾具有保护心肌细胞的作用。

食盐与高血压的关系是很明显的,高盐饮食的后果是增加血容量,从而增加心血管的负荷,对一般人来说,每天的食盐摄入量最好控制在6克以下,对老年人来说,每天吃6~8克。世界卫生组织建议预防高血压时摄入食盐量应小于每日5克。

16. 动脉粥样硬化患者为什么要补钙

研究表明,人体摄入的钙量与高血压发病有密切关系,如能保证每天摄入的钙量达到800毫克,将有预防高血压的作用。随着年龄的增加,钙吸收率也逐渐下降,引起高血压发病率升高。但是,美国斯坦福大学的克卢克辛教授发现,心脏病患者补钙过量可引起猝死。美国每年有20万致命性心脏病发作患者,主要由于心脏缺血,二氧化碳浓度突然升高,造成钙离子大量流入心肌细胞内,发生钙沉积而猝死。有学者指出有猝死预兆的心脏病患者,应长期服用小剂量的钙拮抗药以减少猝死的发生。因此,高血压、动脉粥样硬化等心血管病患者宜合理摄取钙或服用钙剂来达到降血压的目的。在饮食方面,中老年人要注意摄取适量的钙。钙的食物来源有很多,如骨头汤、乳制品、海带、虾皮、绿叶蔬菜等,摄入钙的同时,要注意补充维生素D。

17. 动脉粥样硬化患者为什么要补铁

铁也是一种相当重要的微量元素,除作为合成血液中血红蛋白的原料外,也是许多酶的重要组成成分;同时铁与心脏也存在着密切关系。成年男性随着年龄增长动脉粥样硬化发病率增加,女性随着自然绝经动脉粥样硬化发病率倍增,绝经后动脉粥样硬化发病率约为绝经前的1.8倍,这些都与血清铁含量增高有关。30岁以后平均每年血清铁升高1.3纳克/毫升,女性经血中红细胞含有大量的铁,随着经血的排泄,铁的丢失也随之增多。因此,绝经前血清铁水平较低,绝经后不再有经血的丢失,血清铁水平明显升高,血清铁水平的升高是导致动脉粥样硬化发病率增高的因素之一。同时,动脉粥样硬化心绞痛患者血浆中铁和细胞内铁含量均较正常人高,因此有的学者认为增加对铁的消耗能预防动脉粥样硬化的发生。临床上,用一种降低血清铁水平的药物——去铁治疗动脉粥样硬化,特别是心肌梗死已取得了一定的进展。

荷兰科学家发现人体内一种基因发生变异时,心脏病发病的可能性增加1倍。而这种基因与一种血色素症有关,这种病会导致患者从食物中摄取过量的铁。一般人体内含有2~4克铁,而患这种血色素症的患者体内铁含量高达20克。在美国,平均每3 000人中就有一人患有此症。

18. 动脉粥样硬化患者为什么要补充锌和铜

锌和铜能直接和心脏的心肌细胞结合,存在于细胞内,含量随心肌细胞的病理变化而发生改变。锌是体内100多种酶的组成成分或激活因子,目前已知有30多种酶需要锌进行催化才能发挥生理作用。心肌梗死时血清锌含量明显低于正常,因为梗死心肌组织在修复时需从血清中摄取更多的锌,从而造成血清锌的降低。在某些动脉粥样硬化患病率较低的地区,发现水源中锌含量较高,说明动脉粥样硬化的发病与缺锌有关。

铜是多种酶的重要组成成分,参与细胞内的氧化还原反应,赖氨酸氧化酶是一种铜酶,缺铜时作用明显下降,使弹力纤维和胶原纤维发生降解和断裂,血管内膜损伤,管壁弹性下降,血管易破裂,同时心肌脆性增加。国外有人用缺铜饲料喂养猪,大部分猪在2~4个月内死亡,尸检发现猪的心脏扩大,心脏、主动脉和冠状动脉破裂。缺铜也是动脉粥样硬化的重要易患因素。

铜、锌与血脂代谢异常与动脉粥样硬化有密切关系。动物实验证

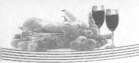
实,铜缺乏可导致血中胆固醇含量增加,如果用实验方法造成人体铜缺乏时,会出现血清胆固醇水平明显升高,补铜后胆固醇恢复正常水平。还有实验发现,人体严重缺铜时,血中低密度脂蛋白的浓度异常上升。有一项实验是给 12 名健康人每日补锌 160 毫克,5 周后他们血清中高密度脂蛋白明显降低,在停止补锌后,高密度脂蛋白又恢复到原来水平,可见,过多补锌亦可造成血脂代谢紊乱。缺铜和大量补锌可引起血中低密度脂蛋白和高密度脂蛋白比例失调,诱发动脉粥样硬化,因为动脉粥样硬化斑块中以低密度脂蛋白沉积为主,因此有人提出铜/锌比值异常是动脉粥样硬化的成因之一,进而以铜/锌比值的改变作为判断动脉粥样硬化发生的一项指标,比值越小则动脉粥样硬化患病率也越高。但也有研究表明,铜/锌比值大于正常也是不利的。

富含铜的食物依次为各种坚果、干豆、谷类、干果、禽类、肉类、鲜果、鲜豆等,蕈类含铜亦较多。

锌缺乏多因膳食中供应不足所致,在酗酒、肝硬化、慢性肾病、严重外伤、全部采用胃肠外营养者中间均易发生。富含锌的食物有瘦肉、豆类、鱼、动物内脏及蛋黄,谷类和蔬菜含量则较低。

19. 动脉粥样硬化患者为什么要补硒

硒是人体重要的微量元素,它是体内谷胱甘肽过氧化物酶的重要组成成分。硒只有以亚硒酸盐和硒蛋白的形式存在时才能被人体吸收利用。当土壤、水、食物中硒含量低时,就会造成人体缺硒。缺硒主要损害心肌组织,使心肌发生变性和坏死,心肌收缩力减低,最终导致心力衰竭。缺硒是动脉粥样硬化的易患因素,凡是血清硒含量小于 45 微克/升的地区,动脉粥样硬化的死亡率明显上升。硒作为谷胱甘肽过氧化物酶活性中心,可能参与血栓素和前列腺素的平衡调节,它使脂肪酸过氧化酶降解,而后者却抑制前列腺素的合成,从而影响前列腺素对抗血小板聚集的作用,因此当硒缺乏时,谷胱甘肽过氧化物酶活性下降,前列腺素合成下降,可以诱发血栓形成,动脉粥样硬化患者易发生心肌梗死。临床上用硒和维生素 E 的复合制剂治疗动脉粥样硬化心绞痛获得了明显疗效。中药黄芪中富含硒,用来治疗动脉粥样硬化和脑血管病均取得了较好疗效。国外已开始用硒制剂治疗动脉粥样硬化,并已取得了令人满意的效果。

海产品、肉类及动物肝、肾是富含硒的食物,植物含硒较低。吸烟可使血清硒含量下降,吸烟时间越长,下降越明显。

20. 镍和镉对动脉粥样硬化患者有什么影响

人体各种组织中均含有镍,镍在动脉粥样硬化的发病中有一定作用。体内镍含量增加时,可以引起冠状动脉痉挛,冠状动脉血流减少。如果血管已经存在病变,如粥样硬化病变,血管对镍含量增加将更加敏感,发生强烈的收缩而产生一系列症状。心肌梗死、心绞痛、脑血管病患者血清中镍含量均增加。动物实验证实,镍是一种内源性血管收缩物质,缺血缺氧时心肌组织释放的镍可以使冠状动脉血管发生痉挛,加重心肌的损伤。成人体内含镍 6～10 毫克,主要分布于脑组织和肝脏。动物肝脏含镍较高。

镉是引起血压升高的主要元素之一。用含镉的饲料(每克饲料含镉 5 微克)和水喂养大鼠,结果大鼠的收缩压明显升高,然而这种升压作用可被饮用含硒(3.6 毫克/升)或含铝(20 毫克/升)的水所消除。另外,在缺锌的情况下,往往会增加镉中毒的危险性,其机制还不十分清楚。

21. 动脉粥样硬化患者为什么要多吃大蒜

大蒜除具有抗感染、解毒、抗癌等多种药理效能外,同时也是防治动脉粥样硬化的良好食品和药物。大蒜防治动脉粥样硬化是通过下述作用完成的。

(1)大蒜是有效的血小板解聚剂,能使血流畅通。Chester 等制取了大蒜油,检出其中主要含有丙基烯丙基二硫、二烯丙基二硫。日本学者有贺等在前人工作的基础上,对大蒜油的有效成分做了系统研究,明甲基烯丙基三硫和二烯丙基二硫有很强的抑制血小板聚集的作用,对已聚集血小板有明显的促解离作用。有人比较了大蒜精油与其他血小板抑聚剂的作用,发现大蒜油的作用仅次于前列腺素 E,而比葱精油、双嘧达莫(潘生丁)、吲哚美辛、阿司匹林都强。因此,大蒜能使血流畅通,有效地防治血栓性疾病。

（2）大蒜中的上述有效成分能明显降低血脂含量，长期食用能使血清总胆固醇、三酰甘油和β-脂蛋白明显下降。

（3）大蒜精油能使体内前列腺环素升高，后者具有抑制血小板聚集、扩张冠状动脉的作用，从而减轻动脉粥样硬化的程度。

使用大蒜的最大障碍是其气味，这可以用下述方法消除：①喝点浓茶；②将少许茶叶或黑枣1～2枚放口内咀嚼片刻；③将1片当归含于口内；④煮熟再吃。

此外，长期过量吃大蒜有害眼睛，中医有"大蒜百益独害目"之说，故有眼疾者应减量；合并有胃及十二指肠溃疡或胃酸过多者亦应少吃。

22. 动脉粥样硬化患者吃鸡蛋有什么学问

鸡蛋里的胆固醇含量较高，因此很多患者担心长期吃鸡蛋会升高血脂，以致加重动脉粥样硬化。很多国家的医学家和营养学家对这一问题进行了研究，研究表明，这一担心是完全多余的。

鸡蛋是一种营养丰富的食品，它富含氨基酸、蛋白质、脂肪、卵磷脂、维生素、钙、磷、铁等，这些是人体所必需的营养物质，而且易于人体吸收。比如，与同等重量的牛奶相比，鸡蛋中含有的蛋白质比牛奶高4倍，含有的维生素A比牛奶高10倍，含铁量比牛奶高20倍。鸡蛋中的氨基酸最适合人体吸收，蛋黄中的卵磷脂被吸收后，可以使血中的胆固醇和脂肪颗粒变小，并浮在血液中，从而不易滞留在血管壁上。鸡蛋含有丰富的胆碱，胆碱在体内经过转化后，可以兴奋大脑，增强记忆力。老年人常吃鸡蛋可以延缓记忆力衰退。

对于脂质代谢正常的患者，吃鸡蛋是有百利而无一害的。因为人体内的胆固醇有两个来源，一方面从食物中来，另一方面是由肝脏合成的，从食物中摄取的胆固醇多，那么肝脏自身合成的胆固醇就会减少。因而脂质代谢正常的人每天吃1～2个鸡蛋不会引起不良后果。但是，毕竟鸡蛋中含有较高的胆固醇，脂质代谢紊乱的动脉粥样硬化患者最好少吃或不吃鸡蛋为宜。

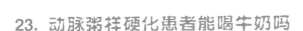

23. 动脉粥样硬化患者能喝牛奶吗

牛奶也是一种营养丰富的食品。有人认为,牛奶中含有奶油,担心会增加血脂。据专家研究,这一想法也是多余的,牛奶中的胆固醇含量很低,不足以引起血脂增高。牛奶中的钙和胆碱能减少胆固醇的吸收,促进其排泄,而我们喜爱的酸奶是牛奶经过发酵做成的,其中含有的牛奶因子具有降低血液中胆固醇的作用,因此常喝牛奶是不会增加血脂的。

另外,牛奶中含有人体必需的8种氨基酸,这些氨基酸只能从食物中摄取;有些氨基酸如蛋氨酸,有助于维持人体的生理、心理平衡,还能够促进钙的吸收及预防感染;牛奶中所含的蛋白质能清除血液中过量的钠,有助于保持血管的弹性,防止动脉硬化;牛奶还被认为是钙的最好的来源,钙是人体不可缺少的重要元素,骨骼需要大量的钙,组成人体的每个细胞都需要钙,钙对血脂及在血液中运输血脂的脂蛋白的含量都有影响。据实验报道,缺钙会使血脂增高,是引起动脉硬化及高血压的一个重要原因,每天摄入适量的钙,可以降低血脂。可见,牛奶是一种非常有益的食品,不仅营养丰富,而且可以降低血脂,对防治动脉粥样硬化是非常有益的。

24. 动脉粥样硬化患者为什么不宜饱餐

饱餐可诱发和加重心绞痛,甚至引起急性心肌梗死、猝死。据调查,饱餐是猝死的重要诱因,在猝死患者可以找到的诱因中,饱餐占了大半。为什么饱餐会诱发动脉粥样硬化呢?原因有以下几方面。

(1)正常情况下,心脏的神经自我调节能力很稳定,而患有动脉粥样硬化之后,心脏的自我调节能力减退。进食时,咽部的吞咽动作及胃肠道的蠕动都会影响心脏神经的自我调节,使心脏自我调节的稳定性下降。

(2)进食过饱,迷走神经兴奋,会导致冠状动脉持续地痉挛和收缩,影响心脏的供血。胃肠道的血管非常丰富,饱食之后,胃肠道需要大量的血液以消化吸收食物中的营养物质,心脏必须加班工作,以泵出更多的血液,满足胃肠道的需要。全身流动的血液是有限的,血液大量被分配到胃肠道,心脏自身的供血减少,这样势必加重心脏的负担。

(3)饱食之后,胃被盛得鼓鼓的,它会推着膈肌上移,而使膈肌上面的心脏受到挤压,心脏的功能会受到影响。

为避免意外的发生,患者应做到少量多餐,每餐八成饱即可,不宜吃得太快,尽量吃一些易消化的食物。这样,既可减轻心脏的负担,又可保证充足的营养。

25. 为什么冠心病患者不应完全吃素食

为了身体的健康,我们必须每天摄入充足的营养,包括蛋白质、脂肪、糖、维生素、无机盐、水和纤维素等。这些营养物质都是从饮食中获得的。很多冠心病患者推崇素食,认为素食不会导致血脂增高,不会加重冠心病。但长期素食易导致某些人体必需的氨基酸、维生素及微量元素缺乏,这些对冠心病患者是不利的。植物油虽然含有不饱和脂肪酸,但是易使人早衰,动物性食物含的不饱和脂肪酸同样可以满足机体生理活动的需要,又不会引起动脉硬化及早衰。由此可见,冠心病患者不宜完全素食,而应合理地搭配饮食,以保证机体充足的营养。

26. 冠心病患者如何选择适宜的饮料

(1)牛奶:性平,味甘,具有补虚羸、益肺气、嫩肤解毒、润肠通便等功效。现代研究表明,牛奶能抑制胆固醇的合成,降低血清胆固醇的含量。动物实验证实,牛奶中所含的蛋白质有清除血中过量钠的作用,所以能防止动脉粥样硬化、高血压的发生;还有助于保持血管的弹性,延缓动脉粥样硬化。牛奶中所含乳清酸能影响脂肪的代谢。牛奶还含一种耐热的低分子化合物,可以抑制胆固醇的合成,牛奶中所含的钙质和胆碱具有促进胆固醇从肠道排泄、减少其吸收的作用。所以,牛奶是一种可以降低胆固醇的食物。其次牛奶中含钙、钾等元素较多,对防治冠心病、高血压病有益。坚持每天喝1杯牛奶,对冠心病的防治大有好处。此外,鲜牛奶中所含的糖为乳糖,甜度只有蔗糖的1/6,可促进胃肠蠕动和消化腺分泌。由于我国许多地区的饮食构成仍呈低蛋白、低钙型,因此提倡多饮牛奶,有助于改变饮食结构状况。

(2)酸牛奶:酸牛奶是经过发酵处理后的牛奶,它不仅含有原牛奶营养素,而且胆固醇含量很低,每 100 克酸奶中仅含 12 毫克,是鸡蛋中胆固醇含量的 1/57,是蛋黄中胆固醇含量的 1/142。此外,酸奶中还含有乳酸钾和一种耐热的低分子化合物,两者可抑制胆固醇的生物合成。美国科学家用酸奶在动物体内进行了实验,他们挑选了一批血中胆固醇含量高的猪分成两组,一组喂酸奶,一组喂牛奶,2 个月后检查,前组胆固醇含量比后组的含量低 2/3。

(3)可乐:可乐饮料不是任何人都可以开怀畅饮的,尤其是冠心病患者不能畅饮。如果冠心病患者饮用过多的可乐,则可因咖啡因对胃黏膜的刺激作用而引起恶心、呕吐,甚至心悸、眩晕。成人如一次饮用 10 瓶就会产生中毒症状,出现躁动不安,呼吸加速,肌肉震颤,心动过速,心律失常等。冠心病患者如大量饮用可乐,更易出现心律失常等。

(4)咖啡:饮用咖啡与心血管疾病的突然发作有关。饮用量与女性高密度脂蛋白胆固醇量成反比,男性没有这种反比关系。饮用大量的咖啡可使男性的血清三酰甘油增高,因此冠心病患者饮用咖啡不宜过量。一天中一个喝 5 杯或更多一点咖啡的人,罹患冠心病的概率比完全不喝咖啡的人高 2 倍。纵然把吸烟、血压、胆固醇、年龄因素都考虑在内,咖啡饮用者患心脏病的概率仍然很大。为了减少患冠心病的危险,控制咖啡的摄入量很有必要。

27. 高脂血症患者如何合理调整膳食结构

(1)保持热能均衡分配,饥饱不宜过度,不要偏食,切忌暴饮暴食或塞饱式进餐,改变晚餐丰盛和入睡前吃夜宵的习惯。

(2)主食应以谷类为主,粗细搭配。粗粮中可适量增加玉米、莜面、燕麦等成分,保持碳水化合物供热能占总热能的 55% 以上。

(3)增加豆类食品,提高蛋白质利用率,以干豆计算,平均每日应摄入 30 克以上,或豆腐干 45 克或豆腐 75~150 克。

(4)在动物性食物的结构中,增加含脂肪酸较低而蛋白质较高的动物性食物,如鱼、禽、瘦肉等,减少陆生动物脂肪,最终使动物性蛋白质的摄入量占每日蛋白质总摄入量的 20％,每日总脂肪供热能不超过总热能的 30％。

(5)食用油保持以植物油为主,每人每日用量以 25～30 克为宜。

(6)膳食成分中应减少饱和脂肪酸,增加不饱和脂肪酸(如以人造奶油代替黄油,以脱脂奶代替全脂奶),使饱和脂肪酸供热能不超过总热能的 10％,单不饱和脂肪酸占总热能 10％～15％,多不饱和脂肪酸占总热能 7％～10％。

(7)提高多不饱和脂肪酸与饱和脂肪酸的比值。西方膳食推荐方案应达到的比值为 0.5～0.7,我国传统膳食中因脂肪含量低,多不饱和脂肪酸与饱和脂肪酸的比值一般在 1 以上。

(8)膳食中胆固醇含量不宜超过 300 毫克/日。

(9)保证每人每日摄入的新鲜水果及蔬菜达 400 克以上,并注意增加深色或绿色蔬菜比例。

(10)减少精制米、面、糖果、甜糕点的摄入,以防摄入热能过多。

(11)膳食成分中应含有足够的维生素、无机盐、植物纤维及微量元素,但应适当减少食盐摄入量。

(12)少饮酒,最好不饮。

(13)少饮含糖多的饮料,多喝茶;咖啡可刺激胃液分泌并增进食欲,但也不宜多饮。

28. 高脂血症患者为什么要增加膳食纤维

膳食纤维俗称粗纤维,是指在植物性食物中所含的、一般不能被机体吸收利用,却是维护人体健康不可或缺的物质。这类物质主要存在于植物的叶、茎、根及种子的细胞壁内。膳食纤维又分为可溶性纤维和难溶性(或不溶性)纤维。膳食纤维从本质上讲也是一种糖类,或者说是一种特殊的糖类,其特殊性在于人体消化系统内的酶(在一般情况下)不能将它消化、吸收。膳食纤维对高脂血症、肥胖症、脂肪肝、糖尿病、心脑血管病等现代文明病有着显著的预防作用。

(1)由于膳食纤维大部分不能被人体吸收,又因其具有很强的吸附性,摄入人体后,在肠道中可与胆固醇及胆酸结合,并排出体外,从而使机体胆固醇及胆酸的相对吸收率下降,这对降低血胆固醇含量有一定的作用。

(2)膳食纤维中一些可溶性纤维具有明显的调脂作用,可使血浆胆固醇水平降低,有助于预防和治疗高脂血症、肥胖症、脂肪肝及动脉粥样硬化症和冠心病等。

(3)膳食纤维中的半纤维素,如魔芋所含的葡萄糖、甘露聚糖等活性成分,因其吸水性极强,摄入体内吸水后体积膨大,在胃内停留时间延长,且其本身含热能又极低,所以既能减少糖尿病患者的热能摄入,减轻体重,又能增加饱腹感,减轻糖尿病患者饥饿的痛苦。研究人员还发现,早餐为高膳食纤维,对餐后血糖也有降低作用,这是高膳食纤维存在的残余效应。由此可见,膳食纤维对高脂血症伴发或并发糖尿病、脂肪肝等患者来说,具有特殊的双重防治效果。

(4)高脂血症患者多伴发或并发肥胖症、脂肪肝等病症,由于摄食一定量的膳食纤维,增加了食物的体积,因而食后产生较为明显的饱腹感,从而可相对减少过量摄食肥厚甘腻之品,并对控制体重有一定的作用。控制体重是高脂血症、肥胖症及脂肪肝防治的重要措施之一。

(5)适量摄入膳食纤维,由于它具有很强的吸水性,与水结合后可以明显地增加肠道中粪便的体积,刺激肠道的蠕动,产生便意,有利于排便,加速在肠道未被吸收的胆固醇的排泄。这在预防高脂血症及脂肪肝上具有特别重要的意义。同时膳食纤维还可排除肠道毒素,不仅可改善和预防便秘等症状,而且还可预防结肠癌、直肠癌的发生,这对中老年高脂血症患者来说,具有更加重要的现实意义。

(6)值得一提的是,在家庭自制豆浆时,请勿随意丢弃豆渣,因为豆渣不仅含有丰富的容易被吸收的钙,对老年人减缓骨质疏松、脆弱,防止动脉粥样硬化有好处。而且豆渣含热能低,含纤维多,在肠道具有吸附胆固醇的作用,并使其转变为粪便排出。豆渣食后有饱腹感,对高脂血症、肥胖症、糖尿病及心脑血管病症患者来说,是较理想的辅助食疗剂,并有较好的疗效。为了使豆渣食之有味,可以将豆渣拌入燕麦粉中,制成豆渣燕麦饼,松软可口,香酥爽人。在食用大豆及其大豆制品时,要注意适量有度。必须提醒一点,豆渣含嘌呤较高,高脂血症伴痛风者忌食。

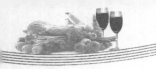

对人体来说,膳食纤维也不宜摄入过多,因为它会影响其他营养素特别是无机盐(如钙、铁、锌等元素)的吸收。因此,膳食纤维的摄入与其他营养素一样,既不能缺乏,又不能过多,这一点应予以充分的重视。

29. 高脂血症患者如何选择食用油

人们日常食用的油脂有动物油和植物油两大类。一般来说,多数动物油中饱和脂肪酸的含量较高,而植物油中则是不饱和脂肪酸的含量居多,因此高脂血症和冠心病患者宜食用植物油。植物油分为 3 类。

(1)饱和油脂:如椰子油和棕榈子油,这些油中饱和脂肪酸的含量高,经常食用可以使血胆固醇水平增高。饮食中应减少这类油脂。

(2)单不饱和油脂:包括花生油、菜油和橄榄油,这些油中单不饱和脂肪酸含量较高,它们不改变血胆固醇水平。

(3)多不饱和油脂:如大豆油、玉米油、芝麻油、棉子油、红花油和葵花子油,这些油中多不饱和脂肪酸含量较高,它们可以降低血胆固醇水平。多不饱和脂肪酸主要有 ω-6 脂肪酸和 ω-3 脂肪酸两种类型。大部分的 ω-6 脂肪酸是亚油酸,存在于前面所述的植物油中。ω-3 脂肪酸主要存在于一些海鱼中,故而海鱼和鱼油适合于高脂血症患者食用。

高胆固醇血症和冠心病患者应选用富含多不饱和脂肪酸的植物油。但要注意的是,油脂所含的热能高,如果过多食用,可以引起体重的增加。

30. 高脂血症患者饮食应注意哪些问题

根据高脂血症形成的原因和不同的类型,其饮食宜忌也有不同。

Ⅰ型:饮食宜低脂。对蛋白质、胆固醇、碳水化合物等可不限制。可以选择如羊肉、兔肉、鸡肉、鸭肉、猪瘦肉、牛肉、牛奶、羊奶、鸡蛋、鲤鱼、黄鱼、带鱼、虾、玉米、米(糙)等含脂肪低的食物。

Ⅱ型:饮食宜低胆固醇,增加不饱和脂肪酸的摄入量。可适当进食精肉、家禽(瘦且去皮)和甲鱼、鳜鱼、鲤鱼、带鱼、黄鱼等含胆固醇低的食物;可选用素油、豆制品等,以增加不饱和脂肪酸的摄入量;避免蛋黄、动物性脂肪的摄入。

Ⅲ型:饮食宜低胆固醇,食物中蛋白质、脂肪、碳水化合物各占总热能的 20％、40％、40％。

Ⅳ型:饮食原则是控制碳水化合物,限制胆固醇。

Ⅴ型:饮食原则是限制脂肪,控制碳水化合物,中度限制胆固醇。此3型患者的饮食可根据上述原则,参考Ⅰ、Ⅱ两型来制定。

31. 吃海鱼能调血脂吗

鱼类品种很多,全世界大约有 2 万余种,我国的海洋和淡水鱼类约 2 000 多种。一般情况下,生活在海洋及咸水湖泊中的鱼类称咸水鱼,生活在河流、湖泊等淡水中的鱼类称淡水鱼。人们所熟悉的鲐鱼、沙丁鱼、秋刀鱼、鲨鱼、带鱼、黄鱼、乌贼等就是海水鱼,像鲫鱼、鲢鱼、鲤鱼、鳙鱼、鲶鱼、黑鱼等,是人们喜欢吃的淡水鱼。自古以来,我国人民就十分重视鱼的食用和药用保健价值。经常吃鱼不仅能防治心脑血管病,而且能耳聪目明、延年益寿。古人孟子能够活到 84 岁,据说与他平时喜欢吃鱼有关。在春秋战国时期,我国就盛行吃鱼养生的习惯。

我国古代医家也极为推崇食鱼,而且有很多独到精辟的见解。其中许多论述与现在的防治高脂血症、动脉粥样硬化、冠心病等都有直接联系。现代营养学研究显示,鱼类含有丰富的优质蛋白质和多种维生素,以及人体所必需的微量元素,其中许多成分是陆地动植物食品所不能比拟的。越来越多的资料表明,鱼类,尤其是海鱼类,是防治高脂血症和冠心病的绿色健康食品。据研究,在人类食用的鱼类中,不论是淡水鱼还是海鱼,除了胆固醇含量一般都不高以外,其所含脂肪中的脂肪酸组成很是特殊,主要表现在组成脂肪酸的碳链要比植物油的碳链长得多。一般植物油碳链多为 16～18 碳结构,而鱼油碳链则长达 22 碳或更长一些。植物油的双链数目多为 2～3 个,而鱼油的双链可达 4～6 个。因此,鱼油降胆固醇的作用要比植物油强得多。鱼油还有一个明显的特征,其脂肪酸具有明显的抗凝血和预防血栓形成的作用,因为鱼油脂肪酸结构就是人们所熟悉的二十碳五烯酸(EPA),这种脂肪酸具有较明显的抗凝、抗血栓形成作用。所以,经常吃鱼可防治高脂血症和冠心病。在某些海鱼中,如鲐鱼、沙丁鱼、秋刀鱼等,这种脂肪酸的含量更高。

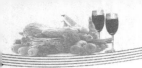

　　美国学者发现,以海鱼为主食的爱斯基摩人很少患冠心病和缺血性脑卒中。大量食用海鱼,从中摄取多量的二十碳五烯酸(EPA)和二十二碳六烯酸(DHA)无疑是一个重要的原因。爱斯基摩人很少食用陆生动物的肉和奶,也很少进食植物性食品,主要的食品是鱼肉、鱼肠、鲸油及鱼的其他部位。进一步的研究发现,爱斯基摩人血中总胆固醇和三酰甘油水平普遍较低,而高密度脂蛋白胆固醇水平则较高,而且爱斯基摩人体内的二十碳五烯酸含量较高。二十碳五烯酸主要来源于食物,少量由体内合成。水生动物如牡蛎、鲭鱼、大马哈鱼、金枪鱼、鲸鱼等海鱼中二十碳五烯酸和二十二碳六烯酸的含量很高。二十碳五烯酸可以有效地降低血脂,抑制血小板的凝集,从而有利于预防冠心病和缺血性脑卒中。但过多进食鱼油可影响凝血功能而引起出血,所以爱斯基摩人患脑出血者较多。二十二碳六烯酸对防止记忆力衰退,预防和治疗老年痴呆症很有益。高脂血症患者经常进食海鱼有益于动脉粥样硬化和冠心病的预防和治疗。

32. 喝茶能调血脂吗

　　茶叶,又名茶、茗等,为山茶科常绿灌木或乔木茶树的叶。茶叶在我国广有栽培,并作为我国人们日常生活中的大众饮料举世闻名,素有"国饮"之誉。

　　茶叶性微寒,味甘苦,无毒,具有清热利水、化痰消食、清暑止渴、温中和胃的功效。现代研究表明,茶叶中所含有的生物碱具有强心利尿作用,且所含挥发油和鞣酸可以消食解腻。长期饮茶,能轻身防胖长寿,尤其是饮较浓的茶水效果更显著。在日本、法国等国家,我国云南出产的"普洱茶"及福建出产的"乌龙茶"特别受到年轻妇女和肥胖者的欢迎。实验表明,肥胖的人每天饮用 3 杯"普洱茶",1 个月后可降低血脂和体重。茶叶中含量最多的茶色素,具有明显的抗动脉粥样硬化形成作用,并可促进纤溶和降低血小板黏附率;茶叶中的芳香物质可溶解脂肪,解除油腻,帮助消化,促进吸收;茶叶中所含的天然维生素 C、维生素 E 及硒等生物活性物质,可清除对人体有害的氧自由基,具有降低血脂、防治动脉粥样硬化、抗衰老等作用;茶叶中的茶多酚能改善血管的通透性,有效地增强心肌与血管的弹性,降低血压。所以说,中老年人经常饮茶,饮淡茶对防治高脂血症,预防心脑血管病有很好的保健作用。

饮茶对健康有益,其中又以绿茶为最佳。香港的一项医学研究发现,在降低胆固醇含量上,喝绿茶比服用昂贵的药品更有效,可降低胆固醇含量达 25%。并经 2 年的观察发现,喝未经发酵的中国绿茶可很快降低人体内胆固醇的含量。其主要机制是,绿茶内含有大量的可降低胆固醇含量的儿茶素。有关资料表明,绿茶降低胆固醇最有效,其次为茉莉香片、乌龙茶、铁观音和普洱茶。荷兰一个研究小组对 552 人长达 25 年的观察显示,喝茶可预防中毒;每日喝茶 4.7 杯以上者比喝茶不到 2.6 杯者患脑卒中的概率少 69%,并认为和茶中含有丰富的类黄碱素有关。日本有人观察,每日喝茶不少于 10 杯者比喝茶少于 3 杯者平均寿命要长 5～7 年。并认为用热水冲泡的茶,第一、二道茶最有营养价值。以上事实充分说明了,茶对高脂血症、心脑血管病都是一种很好的保健饮料。

运用茶叶防治高脂血症,持之以恒方可见效。另外,喝茶调脂不可"牛饮",要以清淡为佳,适量为宜。即泡即饮,饭后少饮,睡前不饮,有并发症者慎饮。

33. 如何通过饮食预防高脂血症

(1)禁食辣椒,多吃趋脂性食物:肥胖和高脂蛋白血症患者,一般都饮食不节。而辣椒为调味品,它能开胃、促进消化,增加食欲,故应禁食。而趋脂性食物(对脂肪沉积有溶解作用),如海鱼、海带、燕麦、粗面粉、苦荞麦、粳米、玉米等,应适量多吃一些,以调脂减肥。

(2)适当控制脂类食物:肥胖患者和高脂蛋白血症患者血中的脂类物质含量均较高,因此应适当控制这类食品的摄入。饱和脂肪酸是人体内胆固醇合成的重要来源之一,而动物脂肪内饱和脂肪酸的含量较高,所以不应吃这类食物;高胆固醇食物可直接影响人体内胆固醇的水平,应严格限制高胆固醇食物如动物的脑、内脏、脊髓、蛋黄、鱼子、蟹黄、猪肉的摄入量。一般来讲,正常人每日胆固醇的摄入量应控制在 200 毫克以下,并多吃一些洋葱、香菇、海藻类食品。

(3)限制糖类的摄取:糖摄取过多,可转化成脂肪储藏在体内。因

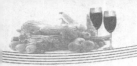
此,肥胖和高脂蛋白血症患者应少吃或不吃糖类。谷物和薯类的主要成分是淀粉,淀粉到体内可以直接转化为糖,故肥胖和高脂蛋白血症患者应限制主食的摄入量。此外,还应少吃含糖较高的水果,如桃、苹果、李子、葡萄、香蕉、桂圆肉、荔枝、柑橘、提子、哈密瓜、西瓜、甜瓜、香瓜等。

(4)戒酒:饮酒可增加热能,而且乙醇可以影响肝脏分解脂肪的功能,使脂肪大量积存于体内;饮酒还可增强食欲,加大饭量,对减肥调脂不利;啤酒内含大量的糖分及其他各种营养成分,如长期饮用,更易造成脂肪堆积。因此,肥胖及高脂蛋白血症患者应尽早戒酒。

34. 心脑血管病患者宜吃哪些食物

(1)百合:性微寒,味甘,具有润肺止咳、清心安神的功效。适用于心脑血管病,症见心烦、心悸、失眠者。现代研究表明,百合有升高外周白细胞,提高淋巴细胞转化率和增加体液免疫功能的活性,抗癌效果明显。

(2)草菇:性凉,味甘,具有补脾益气、清暑热的功效。可消暑清热、降血压、降血脂,增强机体抗病能力,加速伤口愈合,对消化道肿瘤有一定的抑制作用,可作为辅助治疗。现代研究表明,老年人经常食用草菇可帮助减少体内的胆固醇含量,对预防高血压、冠心病有益。

(3)草莓:性凉,味甘、酸,具有润肺生津、清热凉血、健脾解酒等功效。草莓的营养物质易为人体吸收,是老幼病弱皆宜的滋补果品。草莓中的维生素及果胶等对高血压病、高脂血症、动脉硬化、冠心病、脑出血、便秘、痔疮等病有一定效果。

(4)赤小豆:性微寒,味甘,具有利水除湿、消肿解毒等功效。现代研究表明,赤小豆含热能偏低,含膳食纤维较高,且富含维生素E及钾、镁、磷、锌、硒等活性成分,是典型的高钾食物,具有降血糖、降血压、降血脂作用。赤小豆是糖尿病患者的理想降血糖食物,经常适量食用赤小豆类食品不仅可降低血糖,而且对肥胖症、高脂血症、高血压病亦有防治作用。

(5)莼菜:性寒,味甘,具有清热利水、消肿解毒等功效。适用于高血压、热痢、黄疸、痈肿、疔疮等。现代研究表明,莼菜中含有的黏液质中含大量的多糖,有降压及抗癌作用。

（6）葱：性温，味辛，具有祛风发表、通阳发汗、清肺健胃、解毒消肿的功效。现代研究表明，葱含有的前列腺素 A_1 是类似激素的物质，有一定的降压作用，而且富含钾和钙，有利于降压，对心血管病也有一定疗效。葱还有增强纤维蛋白溶解活性和降低血脂的作用，能消化凝血块，避免发生血栓。在吃油腻厚味食物后 2 小时，再适度吃葱，它仍有降低胆固醇的作用。经常吃葱的人，胆固醇不易在血管壁上沉积，患动脉粥样硬化、血管病的概率比一般人要小得多。葱有较强的杀菌作用，功同大蒜。科学家发现，葱能减少胆固醇在血管上的积累。通过临床观察发现，人在吃了油脂性食物 2 小时后再吃葱，能使血管中很高的胆固醇降下来。因此，葱有防治血管病的作用。血清中如果存在过量的纤维原，会使血液在血管中逐渐凝结，引起致命的血栓。葱能破坏纤维原，避免血栓形成。血管病患者宜常吃葱，最好长期食用。

（7）大蒜：性味辛温，无毒，具有温中健胃、消食理气、化肉消谷、解毒除湿的功效。现代研究表明，大蒜中含有蒜素和硒，均有助于降血压。大蒜富含挥发性辣素，蒜辣素中含硫化合物，可清除积存在血管中的脂肪，大蒜还可抑制胆固醇的合成及稀释血液，减少血液的黏稠度，可防高血压、脑出血和动脉粥样硬化。大蒜精油有明显的降血脂作用。同时，对改善心肌梗死病人的预后有一定意义。有人曾做过这样一项实验，选择 20 个健康人，每天给服一定量的大蒜油，6 个月之后，经检验发现血清胆固醇平均水平下降了 17%。在另一组研究中，医师把 62 个血管病患者分为 A、B 两组，A 组每天服用一定量的大蒜油，B 组则不服用。8 个月后，A 组病人的病情普遍减轻，动脉粥样硬化程度下降，血清中对心脏有保护作用的高密度脂蛋白升高，对心脏不利的低密度脂蛋白水平下降；而 B 组则几乎没有什么变化。这证明了大蒜油对血管病具有独特的疗效。大蒜油本身无气味。为了减少大蒜气味，血管病患者常吃大蒜时可先用开水浸泡几分钟，待刚烫透心时吃用，就能减少大蒜气味。

（8）带鱼：性平，味甘、咸，具有补血养肝、和中开胃、润泽肌肤、祛风杀虫等功效。适用于病后体虚、消化不良、乳汁不足、外伤出血、肝炎、瘿瘤、皮肤干燥等症。现代研究表明，带鱼鳞中含有较多的卵磷脂，可以健脑、抗衰老。此外，带鱼鳞中的油脂较多，含有多种不饱和脂肪酸，其胆

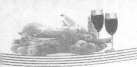

固醇含量并不高,能增加皮肤细胞的活力,因而冠心病患者经常适量吃些带鱼是有益无害的。

(9)淡菜:性温,味咸、甘,具有补肝肾、益精血、消瘿瘤、清心安神、滋阴调经等功效。适用于高血压病、心脑血管病、虚劳羸瘦、眩晕、惊悸不眠、盗汗、阳痿、腰痛、吐血、崩漏、带下等症。淡菜性偏温,素体阳强者不宜服食。脾胃虚寒者忌食。

(10)地龙:为钜蚓科动物参环毛蚓或蚯蚓的干燥全虫。性寒,味咸,具有利尿降压、清热镇痛、平喘止咳、舒筋活络等功效。现代研究表明,地龙降压的机制可能是由于它抑制脊髓以上的中枢神经系统引起部分内脏血管扩张而使血压下降。地龙多复方使用,每次 9～15 克。

(11)冬瓜:性微寒凉,味甘淡,具有清热毒、利小便、止渴除烦、祛湿解暑、解鱼毒等功效。可用于水肿、胀满、脚气、暑热、消渴、痈肿等症。现代研究表明,冬瓜中不含脂肪,而含有丙醇二酸,这种物质能阻止体内脂肪堆积,故而有利于减肥。冬瓜皮和肉中都含有较多的维生素 B_1,能改变食物中的淀粉,使其不转化为脂肪,有良好的轻身作用。此外,吃冬瓜能利尿,从而能排出体内过多的水分,改善体型,减轻体重,降低血脂,这些都对血管病患者有利。

(12)豆芽:性寒凉,味甘,具有补益气血、清热解毒、通便等功效。适用于便秘、高脂血症等患者。现代研究表明,豆芽中的粗纤维具有降低血胆固醇的作用,并能增强胃肠蠕动,有很好的通便作用,能排除肠道中过多的营养,其中也包括多余的脂肪。此外,豆芽还是一种美容食品,可使皮肤变得洁白细嫩。豆芽性寒凉,脾胃虚寒者忌服。

(13)番茄:性平,味甘、酸,具有生津止渴、健胃消食、凉血平肝、清热解毒的功效,可用于高血压、眼底出血、热性病发热、口干渴、食欲不振等症。现代研究表明,番茄中的黄酮类物质有显著的降压、止血、利尿作用。番茄中的维生素 C 含量虽不高,但因其有抗坏血酸酶和有机酸的保护而不易被破坏;维生素 C 可软化血管而防止动脉硬化,可与亚硝胺结合而具有防癌抗癌作用。番茄中的烟酸既可保护人体皮肤健康,又能促进胃液正常分泌和红细胞生成。番茄中的谷胱甘肽物质可延缓细胞衰老,有助于消化和利尿。

(14)蜂蜜:性平,味甘,具有补中益气、润燥止痛、缓急解毒、安五脏、和百药等功效。可以营养心肌,保护肝脏,润肺止咳,滑肠通便,降血压,防止血管硬化;还具有较强的杀菌和抑菌功能,并可调节人体神经系统,滋养消化器官。常食蜂蜜可促进人体组织的新陈代谢,增进食欲,改善血液循环,恢复体力,消除疲劳,增强记忆。当血压升高时食用蜂蜜有降压作用,而血压下降时则有升压作用。蜂蜜还具有强心的功能,能使冠状动脉扩张,消除心绞痛。

(15)蜂乳:性平,味甘、酸,具有补肾精、养心神、益肝血、健脾气等功效。适用于气血亏虚、阳痿、精少不育、更年期综合征、肾上腺皮质功能减退、甲状腺功能减退、贫血、进行性肌营养不良、风湿性关节炎、动脉硬化、高脂血症、慢性肝炎、萎缩性胃炎、十二指肠溃疡、各种癌症、多病或久病体弱等。每日用量20~40克。

(16)茯苓:为多孔菌科寄生植物茯苓的干燥菌核。性平,味甘淡,具有利水渗湿、健脾补中、宁心安神的功效。适用于心悸失眠、小便不利、水肿、脾虚泄泻、痰饮咳逆。血管病证属心气虚而症见心悸、失眠者可常用其做药膳服食。每日用量为6~12克。

(17)腐竹:性平,味甘淡,具有益气和中、生津润燥、清热解毒等功效。适用于头晕、神疲乏力、早衰、健忘、病后体虚等。现代研究表明,腐竹等豆制品中只含豆固醇,不含胆固醇,豆固醇具有抑制人体吸收动物性食品所含胆固醇的作用,有助于预防心血管系统疾病。腐竹中的钾/钠比值相当高,有利于降压降脂,因而被专家们推荐为高血压病、动脉粥样硬化患者的健康食品。

(18)鸽肉:性平,味甘、咸,具有滋养肝肾、补益脾胃、祛风解毒等功效。适用于阳痿、早泄、性冷淡、老年体弱、消渴多饮、妇女血虚经闭、恶疮疥癣等症。现代研究表明,鸽肉蛋白质含量高,富含人体必需氨基酸,脂肪含量低,对高脂血症、血管病及高血压患者尤为适宜。

(19)桂圆:性平,味甘,具有开胃益脾、养血安神、壮阳益气、补虚长智等功效。适用于思虑过度及心脾血虚引起的惊悸怔忡、失眠健忘、食少体倦、脾虚气弱、便血崩漏、气血不足、贫血等症。现代研究表明,桂圆有延寿作用,这是因为它能抑制使人衰老的黄素蛋白的活性;桂圆中所

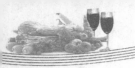

含维生素P对人体有特殊功效,能增强血管弹力、强度、张力和收缩力,使血管完整,保持良好功能。凡血管病而心气虚证候较明显者,可常服食本品。每日服用9～30克。

(20)海参:性温,味甘、咸,具有补肾气、益精血、滋阴润燥的功效。适用于阳痿、遗精、精血亏损、消瘦无力、小便频数及肠燥便秘等症。现代研究表明,海参是高蛋白、低脂肪的营养食品,很适合高血压、冠心病、贫血、肝炎患者食用。

(21)海带:性寒,味咸,具有软坚散结、消痰平喘、通行利水、祛脂降压等功效。适用于冠心病、高血压病、瘿病、瘰病、疝气、痈肿、宿食不消、小便不畅、咳喘、水肿等症。现代研究表明,海带富含牛磺酸、食物纤维、藻酸,能调理肠胃,促进胆固醇的排泄,控制胆固醇的吸收。海带中含有一种叫作海带多糖的有效成分,可以降低血清总胆固醇和三酰甘油的含量。动物实验表明,海带多糖能减少实验动物动脉内膜粥样硬化斑块的形成和发展;海带多糖还具有抗凝血的作用,可以阻止血管内血栓的形成。此外,海带中还含有纤维素,纤维素可以和胆汁酸结合而排出体外,从而减少胆固醇的合成,防止动脉粥样硬化的发生。

(22)海藻:性寒,味咸,具有软坚散结、消痰利水等功效。适用于肥胖症、高脂血症、高血压患者等。海藻的繁殖能力强,含有丰富的蛋白质。海藻纤维经粉碎、搅拌等多种工序均匀混合制成食品,具有减肥、美容的显著功效。实验表明,肥胖者1个月吃1千克这种海藻即可达到理想的减肥效果。

(23)核桃仁:性温,味甘,具有补肾、温肺、润肠等功效。适用于肾虚腰膝冷痛、尿频、遗精或腰间重坠、起坐困难等症。现代研究表明,核桃仁所含的锌、铬、锰等微量元素在降血压、降血糖和保护脑、心血管等方面具有重要作用。锌不但有生血功能,而且可降低并消除镉的致高血压病作用,经常服食核桃仁可减少高血压脑病的发生。

(24)黑木耳:性平,味甘,具有补气益智、滋养强壮、补血活血、滋阴润燥、养胃润肠等功效。适用于心脑血管病、高血压病、崩中漏下、痔疮出血、血痢、贫血、牙痛、失眠、慢性胃炎、慢性支气管炎、多尿、白细胞减少、便秘、扁桃体炎等。现代研究发现,黑木耳中的一类核酸物质可显著降低血中胆固醇的含量;黑木耳中的胶质可将残留于人体消化系统内的灰尘杂质等吸附集中出来,排出体外,从而可以清胃涤肠;经常食用黑木耳还可抑制血小板凝集,对血管病和脑、心血管病患者颇为有益。科学实验证实,黑木耳有较好的抗凝作用,能防止血液凝固,预防和治疗心绞痛及心肌梗死。

(25)黑芝麻:性平,味甘,具有滋养肝肾、润燥滑肠的功效。适用于便秘、病后体弱、神经衰弱、乳汁不足、头发早白、贫血、高血压、心脑血管病、阳痿、耳鸣、慢性风湿性关节炎等。现代研究表明,黑芝麻含有丰富的维生素 E。维生素 E 有清除生物膜内产生的自由基的功能,从而可阻止生物膜被氧化,大剂量维生素 E 可保护胰岛细胞,并有助于缓解神经系统症状。芝麻中还含有多种抗衰老物质,如油酸、亚油酸、亚麻酸等不饱和脂肪酸。黑芝麻对肠燥津虚、血虚的便秘有润肠通便的作用,并对糖尿病患者自主神经功能失调引起的便秘亦很有效。大便泄泻者不宜食用芝麻。

(26)大枣:性平,味甘,具有补中益气、养胃健脾、养血壮神等功效。适用于心脑血管病、高血压病、肝炎、脾胃虚弱、气血不足、贫血萎黄、肺虚咳嗽、四肢无力等。现代研究表明,大枣中含有的环磷腺苷有扩张血管的作用,可改善心肌的营养状况,增强心肌收缩力,有利于心脏的正常活动;大枣中还含有一种与环磷酸腺苷作用相反的环磷鸟苷,它也是人体细胞中的重要成分,它们在人体内保持着一定比例。大枣确是人体保健珍品,尤其对高血压、动脉粥样硬化、心脑血管病、坏血病等患者更为合适。

(27)花粉:性平,味甘,具有益肾精、养心神、补气血等功效。适用于气血亏虚、阳痿、早泄、慢性前列腺炎、前列腺增生、贫血、白血病、冠心病、高脂血症、高血压病、脑出血、脑卒中后遗症、糖尿病、慢性肝炎、慢性胃炎、胃与十二指肠溃疡、习惯性便秘等。现代研究表明,花粉能明显降低血清中的胆固醇、三酰甘油,还能增强毛细血管的强度,可有效地预防冠心病患者脑卒中的发生。每日用量5～25克。

(28)槐花:为豆科落叶乔木槐树的花朵或花蕾。性寒,味苦,具有清热泻火、凉血止血的功效。适用于肠风便血、痔疮出血、尿血、血淋、崩

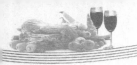
漏、鼻出血、赤白下痢、风热目赤、痈疽疮毒等。现代研究表明,槐花中的有效成分能扩张冠状动脉,改善心肌血液循环并降低血压;槐花所含的芸香苷可增强毛细血管的抵抗力,改善血管壁脆性,对高血压病患者有防止脑血管破裂的功效;槐花中含有较多的维生素 P,维生素 A 和维生素 C 的含量也较高,这些成分有明显的软化血管作用,能够减少毛细血管的通透性及脆性,可使因脆性增加而出血的毛细血管恢复正常的弹性,能增强毛细血管的抵抗力,对高血压病患者有防止脑血管破裂的功效。

(29)黄豆:性平,味甘,具有益气养血、健脾宽中、润燥消水的功效。适用于气血虚弱、疳积下痢、消化不良、小便不利等症。现代研究表明,黄豆中蛋白含量在 40%～50%,有植物肉之誉。如进一步合理加工(如制成豆腐),蛋白质的消化吸收率可达 90%～100%,脂肪含量达 18%～20%,不饱和脂肪酸含量达 85%,有利于降血脂。黄豆中含有豆固醇,能抑制胆固醇的吸收。因此,血脂高的人可经常吃一些豆腐、豆芽菜及各种豆类食物来降低血胆固醇,把它作为一种防治手段。对于血脂不高的人,同样可以常吃些豆类食品,这样可预防高脂血症和冠心病。如果每日摄入 30～50 克黄豆蛋白,能显著降低血清总胆固醇、低密度脂蛋白胆固醇及三酰甘油水平,而不影响高密度脂蛋白胆固醇水平。研究表明,黄豆的降脂作用明显地与原来血脂水平高低有关,原血脂越高者,黄豆的降脂作用越显著。

(30)黄瓜:性寒,味甘,无毒,具有清热解渴、减肥利尿等功效。适用于烦热口干、小便不畅、四肢水肿、腹胀等症。现代研究表明,黄瓜中含有细纤维,具有促进肠道腐败物排泄和降低胆固醇作用;黄瓜中所含的纤维素能促进肠道排出食物废渣并能减少胆固醇的吸收;黄瓜中所含有的丙醇二酸,可以抑制体内糖类转变成脂肪,有减肥和调整脂质代谢的功效。患有高脂血症且体重超重的人多吃黄瓜会很有好处。

(31)韭菜:性温,味甘辛,无毒,具有温中行气、健胃提神、散瘀解毒、调和脏腑、散血止泄的功效。适用于盗汗、遗尿、尿频、阳痿、遗精、噎膈、反胃、下痢、腹痛、妇女月经病,以及跌打损伤、吐血、鼻出血等症。现代研究表明,韭菜中所含的挥发油、含硫化合物及钙、磷、镁、锌等元素具有促进血液循环及降血脂、降血糖作用,对糖尿病及其合并高血压病、冠心病、高脂血症等病症均有较好的防治作用;韭菜中的粗纤维具有降低血胆固醇的作用,并能增强胃肠蠕动,有很好的通便作用,能排除肠道中过多的营养,其中也包括多余的脂肪。

(32)菊花:为菊科菊属多年生宿根草本植物菊的花。性微寒,味甘苦,具有散风清热、平肝明目的功效。适用于高血压病、风热感冒、头痛眩晕、目赤肿痛等症。现代研究表明,菊花的降压原理是通过抗肾上腺素及扩张外周血管和抑制血管运动中枢而起作用的,复方单味皆可用,每次 9~60 克。临床研究表明,以菊花制剂治疗高血压病 46 例,血压降至正常者 35 例,其余病例服药 10~30 日后,自觉症状均有不同程度的好转。菊花的水煎醇提物对离体动物心脏能扩张冠状动脉,从而减轻心肌缺血状态,同时也能使心肌收缩力增强,可预防动脉血管硬化。

(33)菊花脑:性凉,味甘,具有清热凉血、开胃健脾的功效。适用于高血压、口干、头痛目赤、急性感染化脓性皮肤病等症。现代研究表明,菊花脑所含挥发油、黄酮类成分有轻微的降压作用。

(34)橘子:性凉,味甘、酸,具有开胃理气、止咳润肺、醒酒等功效。适用于胸膈痞满、呕逆食少等症。橘子中含有维生素 P 等成分,经常食用有助于降低血压。

(35)葵花子:性平,味甘,具有补虚损、降血脂、抗癌等功效。适用于高脂血症、心脑血管病。现代研究表明,葵花子中含有丰富的不饱和脂肪酸、优良的蛋白质,以及多种微量元素和维生素,其丰富的钾元素有利于保护心脏和预防高血压。葵花子油中所含有的植物固醇和磷脂可以抑制人体内的胆固醇合成,防止血浆胆固醇过多,可防止动脉粥样硬化。

(36)昆布:为海藻门海带科植物海带的干燥叶状体。性寒,味苦、咸,具有消痰、软坚、行水、降脂降压等功效。适用于缺碘性甲状腺肿大、高血压病、冠心病等。现代研究表明,昆布中含有降血压成分,并含有海藻聚糖可以降血脂,故冠心病合并高脂血症、高血压者可常服食。

(37)梨:性凉,味甘、微酸,具有清心润肺、利大小肠、止咳消痰、清喉降火、除烦解渴、润燥消风、醒酒解毒等功效。现代研究表明,经常吃梨对高血压、心脏病引起的头昏目眩、心悸耳鸣及肺结核、急慢性气管炎等

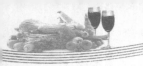

大有裨益。

（38）莲心：为睡莲科植物莲的种子的心。性平，味苦，具有降压强心等功效，适用于心脑血管病、高血压病等。

（39）芦笋：性凉，味甘，具有补虚减肥等功效。适用于高血压病、肥胖症、高脂血症等。芦笋所含的维生素为一般蔬菜的 2～5 倍，芦笋还含有多种特殊的营养成分，如石刁柏皂苷、香豆素、天冬酰胺、天冬氨酸、芦丁、甘露聚糖、多种甾体皂苷、姜香苷、谷胱甘肽、叶酸等活性成分。现代药理研究表明，芦笋中所含有的芦丁、维生素 C 及甘露聚糖、胆碱、精氨酸等，对维护毛细血管形态、弹性、生理功能有利，对防治高血压病、心脑血管病症有较好作用。

（40）萝卜：性凉，味辛、甘，无毒，具有消食、顺气、醒酒、化痰、治喘、止渴、利尿、散瘀和补虚的功效。适用于食积胀满、咳嗽多痰、胸闷气喘、消渴、吐血、鼻出血、痢疾、偏正头痛等症。现代研究表明，萝卜所含香豆酸等活性成分具有降血糖作用。萝卜中不含草酸，因其含钙量较高，是机体补钙的好来源；补钙有助于改善糖尿病患者的骨质疏松症，并纠正细胞内缺钙和对抗糖尿病肾病的发展。萝卜中有促进脂肪代谢的物质，可避免脂肪在皮下堆积，有明显的减肥作用。此外，萝卜还有降低血胆固醇，预防高血压病、冠心病的作用。

（41）绿豆：性寒，味甘，具有清热解毒、消肿止痒、收敛生肌、解暑、止渴利尿、明目退翳等功效。适用于中暑、口渴烦热、湿热泄泻、痈疖、腮腺炎、丹毒、痘疹、药物和食物中毒、视物不清、高脂血症等。现代研究表明，绿豆是一味能降低血脂、保护心脏、防治冠心病的天然良药。在动物实验中，绿豆粉能有效地降低高脂血症家兔血清胆固醇、三酰甘油和低密度脂蛋白，明显减轻冠状动脉粥样硬化病变。临床观察发现，高脂血症病人每日进食 50 克绿豆，血清胆固醇下降率可达 70％。

（42）马铃薯：性平，味甘、辛，无毒，具有和中调胃、健脾益气、消炎、解药毒等功效。可用于消化不良、食欲不振、习惯性便秘、神疲乏力、筋骨损伤、腮腺炎、关节疼痛、胃及十指肠溃疡、慢性胃痛、皮肤湿疹等。现代研究表明，马铃薯含有丰富的钾盐，属于碱性食品，能防止高血压和保持心肌的健康。此外，马铃薯对消化不良的治疗和利尿有特效，还具有

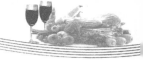

防治神经性脱发的作用;马铃薯中所含的粗纤维有促进胃肠蠕动的作用,可加速胆固醇在肠道内的代谢,故能治疗习惯性便秘和预防血胆固醇增高。

(43)麦芽:性微寒,味甘,具有滋阴益气、清热止渴、安神止泻等功效。适用于夜卧不宁、精神恍惚、神疲气短、盗汗等症。现代研究表明,麦芽含有丰富的蛋白质,对血管病患者的康复来说,麦芽的蛋白质优于动物蛋白。麦芽内含有维生素 E,能降低血液的黏稠度,进而阻止动脉粥样硬化的形成。食用麦芽安全,效果好,没有不良反应。有条件的血管病患者,每天早晨食用一碗鲜麦芽粥,将大有益处。麦乳精里也含有一定量的麦芽,但很多市售麦乳精的糖分比较高,所以只能少量饮用。

(44)牡蛎:性微寒,味甘、咸,具有滋阴养血、补益五脏等功效。适用于高血压、高脂血症、淋巴结核、阴虚烦热失眠、心神不安等。现代研究表明,牡蛎中富含微量元素锌及牛磺酸等,尤其是牛磺酸可以促进胆固醇分解,有助于降低血脂水平。经常食牡蛎肉可增加人体内的含锌量,提高机体的锌/镉比值,有利于改善和防治高血压病、脑卒中,或缓解其临床症状。

(45)南瓜:性温,味甘,具有补中益气、降脂降糖的功效。适用于糖尿病、高血压、冠心病、高脂血症等。南瓜果胶含量最高,每100克干品南瓜含果胶物质达 7~17 克,并含有甘露醇等成分,与淀粉类食物混吃时,可提高胃内容物的黏度,并调节胃内食物的吸收度,使糖类吸收减慢,从而推迟了胃内食物排空。果胶在肠道内又会形成一种凝胶状物质,使消化酶和营养物质的分子不能均匀混合,延缓了肠道对营养物质的消化与吸收,从而控制饭后血糖升高。而且,南瓜还有辅助降血脂、降血压作用。南瓜中含有较多的微量元素铬,能增加体内胰岛素的释放。南瓜还能降血脂,由于能减少脂肪在肠道吸收,而起到减肥作用。南瓜属高纤维食品,有增加肠道蠕动的作用,对便秘能起到很好的治疗作用。

(46)牛奶:性平,味甘,具有补虚赢、益肺气、嫩肤解毒、润肠通便等功效。现代研究表明,牛奶能抑制胆固醇的合成,降低血清胆固醇的含量。动物实验证实,牛奶中所含的蛋白质有清除血中过量的钠的作用,所以能防止动脉粥样硬化、高血压的发生;其中的蛋白还有助于保持血

63

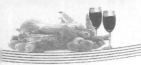

管的弹性,延缓动脉粥样硬化。牛奶中所含乳清酸能影响脂肪的代谢。牛奶还含一种耐热的低分子化合物,可以抑制胆固醇的合成,牛奶中所含的钙质和胆碱具有促进胆固醇从肠道排泄、减少其吸收的作用。非洲东部玛萨伊部落的人每天都要饮用大量的牛奶,他们体内的胆固醇水平低,没有人患高血压病和冠心病。美国科学家花了两年时间揭示了其中的奥秘。人体内的胆固醇有两个来源,一个是食物带进来的,另一个是人体内肝脏合成的。肝脏合成胆固醇要经过 26 个环节的反应,而牛奶中的乳清酸能在第二个环节抑制这个反应。它对肝脏合成胆固醇的抑制作用大大超过了牛奶带入人体的胆固醇。这就是以牛奶为主食的玛萨伊人血胆固醇水平低,不会患高血压病和冠心病的奥秘。

(47)藕:味甘,无毒,生则性寒,具有消瘀清热、生津解渴、止血健胃、益气醒酒的功效。适用于热病引起的咯血、吐血、鼻出血及产后出血等症。现代研究表明,藕中所含的氧化酶和过氧化酶等物质,可以防止不饱和脂肪酸过多地被氧化,故可减少体内脂褐素的存在,从而具有抗衰老作用。

(48)苹果:性平,味甘、酸,具有补心益气、增强记忆、生津止渴、止泻润肺、健胃和脾、除烦、解暑、醒酒等功效。现代研究表明,高血压病的发生往往与人体内钠盐的积累有关,人体摄取过量的钠,是脑卒中和高血压病的主要成因,而苹果中含有一定量的钾盐,可将人体血液中的钠盐置换出来,有利于降低血压。苹果中含有较多的苹果酸,可使积存在体内的脂肪分解,能防止体态过胖。苹果酸能降低胆固醇,具有对抗动脉硬化的作用。苹果中含有果胶质,这是一种可溶性纤维质,有助于降低胆固醇。苹果还富含粗纤维,能吸收大量的水分,减慢人体对糖分的吸收,同时它还能刺激肠道蠕动,促进排便。因此,高血压病、动脉粥样硬化、冠心病患者宜常年四季不间断地食用苹果,持之以恒,对身体大有裨益。

(49)葡萄:性平,味甘、酸,具有补气血、强筋骨、利小便等功效。适用于气血虚弱、肺虚咳嗽、心悸、盗汗、风湿骨痛、小便不利等症。现代研究表明,红葡萄汁具有预防心脏病的作用。美国科学家对红葡萄汁和另一种果汁进行仔细比较试验后确认,红葡萄汁能扩张血管,抑制血栓的形成,因而具有预防心脏病的作用。

(50)荠菜:性平,味甘,具有和脾利水、止血明目的功效。适用于痢疾、水肿、淋病、乳糜尿、吐血、便血、血崩、月经过多、目赤疼痛等症。现代研究表明,荠菜中含有胆碱、乙酰胆碱、芳香苷、木樨草素等,有利于止血降压。实验表明,静脉注射干荠菜浸液,可使高血压迅速下降到正常水平。国外用荠菜作为原料制成了降压药,用以防止高血压病、冠心病、脑出血等。荠菜中含维生素 A 较多,可用于治疗夜盲症、白内障等眼疾。荠菜中的纤维素含量亦较丰富,这对脂肪代谢和排便有积极的作用。荠菜具有防癌功效,因为荠菜中含有吲哚类化合物和芳香异硫氰酸等癌细胞抑制剂。

(51)荞麦:性凉,味甘,具有开胃宽肠、下气消积、除烦利湿、清热解毒等功效。适用于高脂血症、便秘、心腹胀闷疼痛、腹泻、痢疾、绞肠痧、带下、痈疮、丹毒、烫火伤等症。现代研究表明,荞麦面中含有大量的黄酮类化合物,尤其富含的芦丁具有降血脂、扩张冠状动脉、增加冠状动脉血流量的作用。荞麦面粉中含有丰富的维生素 PP,有明显的降低血浆总胆固醇和三酰甘油作用。但荞麦一次不可吃得过多,以免造成消化不良。脾胃虚寒者不宜服用。

(52)茄子:性寒凉,味甘,无毒,具有清热、活血、止痛、消肿、祛风通络、利尿、解毒等功效。适用于腹痛、腹泻、小便不利、肠风便血、乳头破裂、冻疮、口疮、蛇伤等。现代研究表明,茄子中的维生素 E 和维生素 P 含量较高,可以提高毛细血管抵抗力,改善毛细血管脆性,可防止出血,并有抗衰老功能。茄子中的水苏碱、胡芦巴碱、胆碱等物质,可以降低血液中的胆固醇水平,防止微血管破裂出血,降低血清胆固醇,是高血压、动脉粥样硬化及脑出血病人的食疗蔬菜。

(53)芹菜:性凉,味甘、苦,具有醒脑健神、润肺止咳等功效。适用于高血压、糖尿病、失眠、尿血、头风痛、妇女带下、产后出血等症。现代研究表明,芹菜中含有较丰富的维生素 P,可加强维生素 C 的作用,具有降血压和降血脂作用,对原发性、妊娠性及更年期高血压均有明显作用。芹菜酸性提取物对大白鼠有温和而稳定的降压作用,其降压持续时间随剂量增加而显著延长。实验表明,芹菜的粗提取物对兔、犬静脉注射有

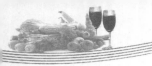

明显降压作用,血管灌流可引起血管扩张,用主动脉弓灌注法能对抗烟碱、山梗菜碱引起的升压反应。芹菜中还含有较多的无机盐和纤维素,有镇静和保护血管、增强骨骼发育、预防缺铁性贫血的作用。

(54)桑葚:性微寒,味甘,具有养血滋阴、补益肝肾、祛湿解痹、聪耳明目等功效。适用于治疗病后体虚、贫血、自汗、盗汗、闭经、便秘、风湿性关节痛、遗精、须发早白,肺虚干咳、阴虚潮热及醉酒等。血管病而有阴虚表现或便秘者可常服食。每日用量为9～15克。

(55)山药:性平,味甘,具有健脾、补肺、固精的功效。适用于身体虚弱、慢性肠炎、肾气亏损、盗汗脾虚等症。现代医学认为,山药中所含的多巴胺能扩张血管,改善血管循环。山药中的黏液蛋白质能预防心血管系统的脂肪沉积,保持血管的弹性,防止动脉硬化过早发生,减少皮下脂肪沉积,避免出现肥胖。

(56)山楂:性微温,味酸、甘,具有降压降脂、消食化积、散瘀活血、驱虫止痢、化痰解毒、提神醒脑等功效。适用于冠心病、高血压病、肉积痰饮、泻痢、肠风、腰痛、疝气、产后恶露不尽、小儿乳食停滞等症。现代研究表明,山楂主要含有山楂酸、柠檬酸、维生素C、枸橼酸、黄酮等多种有效成分,具有扩张血管、改善微循环、降低血压、促进胆固醇排泄而降低血脂的作用。因此,经常食用山楂对高脂血症或高血压病患者是有益的。由于山楂是酸性物质,长期食用,会出现反酸、胃部不适或胃痛、恶心和轻度腹泻等不良反应,所以山楂最好在饭后吃,而不要在空腹时吃。胃和十二指肠球部溃疡的患者,长期食用山楂可使溃疡加重,应引起注意。

(57)生姜:性微温,味辛,具有发汗解表、温中散寒、和胃止呕等功效。适用于伤风感冒引起的头痛、胃寒疼痛、寒性呕吐等症。现代研究表明,生姜中含一种树脂,能抑制肠道对胆固醇的吸收,可使血液中的胆固醇降低,起到防治动脉硬化的作用。生姜中还含有一种类似水杨酸的有机化合物,该物质的稀溶液是血液的稀释剂和防凝剂,对降血脂、降血压、防止血栓形成有很好的作用。

(58)柿子:性寒,味甘、温而涩,具有清热止渴、润肺化痰、健脾涩肠、凉血止血、平肝降压、镇咳等功效。适用于热渴、咳嗽、吐血、口疮、痔疮、肿痛、肠出血等症。现代研究表明,柿子及其经加工而成的柿饼均属高钾低钠食品,经常适量服食,对高血压病均有较好的防治作用。柿液汁所含单宁成分及柿叶中提取的黄酮苷能降血压,并能增加冠状动脉的血流量,从而有利于心肌功能的正常活动;能降低血压,调节心肌功能。血管病、高血压病人,可取柿绞汁,以米汤加冰糖调服。

(59)酸牛奶:是经过发酵处理后的牛奶,它不仅含有原牛奶营养素,而且胆固醇含量很低,每100克酸奶中仅含12毫克,是鸡蛋中胆固醇含量的1/57,是蛋黄中胆固醇含量的1/142。此外,酸奶中还含有乳酸钾和一种耐热的低分子化合物,两者可抑制胆固醇的生物合成。美国科学家用酸奶在动物体内进行了实验,他们挑选了一批血中胆固醇含量高的猪分成两组,一组喂酸奶,一组喂牛奶,2个月后检查,前组胆固醇含量比后组的含量低2/3。

(60)茼蒿:性平,味辛,无毒,具有和脾胃、安心气、利二便、消痰饮的功效,可用于气胀食滞、吐血、痰多、口干思渴、小便不畅等症。适用于高血压、脾胃虚弱、脘腹胀满、消化不良、食欲减退等。现代研究表明,茼蒿含有的挥发油和胆碱等有效成分,具有降血压、补脑的作用。茼蒿中的粗纤维较多,能助消化、通便和降低胆固醇。

(61)兔肉:性凉,味甘,具有补中益气、止渴健脾、滋阴凉血、解毒的功效。适用于消渴羸瘦、胃热呕吐、便血等症。现代研究表明,兔肉中含有丰富的卵磷脂,有助于防止血栓形成。兔肉中的蛋白质含量高、脂肪含量低,可消化率达85%,在肉类食品中首屈一指,尤其适合老年人、儿童,以及血管病、动脉粥样硬化等患者。

(62)豌豆:性平,味甘,无毒,具有和中益气、利小便、解疮毒、止泄泻、下乳汁的功效。适用于高血压病、心脏病、呕吐、泻痢、消渴、气虚血亏之水肿尿少、产后缺乳等。现代研究表明,豌豆是典型的高钾低钠食物,是防治高血压病的好食品。而且,豌豆含铬、锌等微量元素较多,铬有利于糖和脂肪的代谢,维持胰岛素的正常功能,缺铬易导致动脉粥样硬化并由此而引发高血压病。因此,高血压病患者宜食豌豆及豌豆制品,多食豌豆苗也有较好的降压作用。

(63)蕹菜:性寒,味甘,具有清热解毒,润肠通便的功效。适用于热

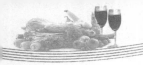

痢、高血压、痔疮、便秘、虫咬、皮炎及湿疹等症。现代研究表明,蕹菜中的膳食纤维较多,具有促进肠蠕动的作用,可以通便解毒,降低胆固醇、三酰甘油,具有降脂减肥的功效。

(64)莴苣:性凉,味苦,具有利五脏、通经脉、开胸膈、利气、坚筋骨、白牙齿、明耳目、通乳汁、利小便等功效。适用于高血压、胸膈烦热、咳嗽痰多、小便不利、产后乳汁不通等。现代研究表明,莴苣中含钾比钠高27倍,这一比例有利于人体内的水平衡,并有利于人体的代谢平衡,可加强排尿,有利于高血压和心脏病患者改善心脏收缩功能。

(65)西瓜:性凉,味甘,无毒,具有清暑解热、止渴、利小便功效。西瓜除不含脂肪外,它的汁液几乎包括了人体所需的各种营养成分。现代研究表明,西瓜所含配糖体成分有降低血压的作用,西瓜子仁及西瓜皮均有较好的降压效果。因此,高血压病患者吃西瓜及其调配的食品、菜肴,是大有帮助的。现代中医临床已较广泛地将西瓜翠衣与其他药物联用治疗糖尿病口渴、尿浊等症,以及高血压病、肾炎等并发症,且有较好的疗效。

(66)虾皮:性平,味甘,具有补肾壮阳、补钙降压等功效。适用于高血压、阳痿、消化不良、脾胃虚弱等症。现代研究表明,每100克虾皮中含钙量高达991毫克,是其他食品所无法比拟的。日本科学家发现,适当进补含钙量多的食物,可使高血压下降,并能防治脑血管意外的发生。

(67)香菇:性平,味甘,具有健脾益胃、补气健身、降脂降压等功效。适用于糖尿病、高血压、动脉硬化、佝偻病、高脂血症、便秘、贫血、肿瘤、年老体弱、久病体虚、食欲不振、气短乏力、吐泻乏力、小便频数、痘疹不出等。现代研究表明,香菇属高钾低钠食物,并含有一种核酸类物质,可抑制血清和肝脏中的胆固醇增加,有阻止血管硬化和降低血压的作用。对于胆固醇过高而引起动脉硬化、高血压,以及急慢性肾炎、尿蛋白症、糖尿病等患者,香菇无疑是食疗的佳品。因此,在烹饪菜肴时,适当加几个香菇,不仅味道鲜美,还有助于防止动脉粥样硬化及降低血压。

(68)香蕉:性寒,味甘,无毒,具有润肠通便、清热解毒、健脑益智、通血脉、填精髓、降血压等功效。主要用于便秘、醉酒、干渴、发热、皮肤生疮、痔血等症,有着较高的药用价值。现代研究表明,香蕉中含有血管紧张素转化酶抑制物质,可以抑制血压升高,高血压病患者可常食香蕉。香蕉中含钠量极低,富含有降血压作用的钾离子,可抵制钠离子造成的升压和损伤血管的作用。而且,钾可以保护心肌细胞,改善血管功能,因此高血压病、冠心病患者宜经常定量食用香蕉。据研究,香蕉皮也有降压作用。

(69)小白菜:性凉,味甘,具有散血消肿、清热解毒、通利肠胃的功效。适用于肺热咳嗽、便秘、丹毒、漆疮等症。现代研究表明,小白菜对高血压、冠心病、肾炎、骨质软化症、牙龈出血、坏血病和脑血管病等,均有辅助食疗作用。

(70)薤白:性温,味苦、辛,具有理气宽胸、散结定痛的功效。适用于心脑血管病属阳虚、气滞或痰浊证者。每日用量9～12克。气虚体弱之人忌食。

(71)燕麦:性温,味甘,具有补虚止汗的功效。适用于体虚自汗、糖尿病、高脂血症等。现代研究表明,燕麦含有极丰富的亚油酸,占全部不饱和脂肪酸的 $35\% \sim 52\%$;燕麦中的维生素 E 含量也很丰富,燕麦中的苷素可降低血浆胆固醇的浓度。临床观察表明,燕麦确有明显的降低血浆总胆固醇、三酰甘油及 β 脂蛋白的作用,并且能升高血浆高密度脂蛋白,不论对原发性还是继发性高脂血症,都有较好的疗效。

(72)洋葱:性温,味辛辣,具有温肺化痰、解毒杀虫的功效。适用于高血压、高血脂、糖尿病、腹中冷痛、宿食不消等症。现代研究表明,洋葱中含有前列腺素 A,而前列腺素 A 是较强的血管扩张剂,能降低外周血管阻力,使血压下降。洋葱能溶血栓,也能抑制高脂肪饮食引起的血胆固醇升高。洋葱内的槲皮苦素在人体黄酮醇的诱导作用下,可以成为一种配糖体,具有很强的利尿作用。洋葱头中含有丰富的钙,常吃洋葱可以补钙,起到辅助降压的作用。上述成分能减少外周血管和心脏冠状动脉的阻力,而且能抵消体内儿茶酚胺等升压物质的作用,使血压稳定。经常食洋葱及洋葱配伍的食品、菜肴,可使血压稳定在正常范围。洋葱可以提高纤维蛋白溶解活性,溶解血栓,从而可减慢或防止动脉粥样硬化的形成。中老年人多吃洋葱,可以防止高脂血症、动脉硬化、脑血栓、冠心病的发生和发展。其降脂效能与其所含的烯丙基二硫化物及少量

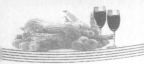

硫氨基酸有关;还可预防动脉粥样硬化,对动脉血管有保护作用。

(73)银耳:性平,味甘、淡,具有润肺生津、滋阴养胃、益气和血、补肾益精、强心健脑等功效。适用于高血压、肿瘤、体虚气弱、肺热咳嗽、久咳喉痒、咳痰带血、妇女月经不调、大便秘结、大便下血、食欲不振等。现代研究表明,银耳中磷脂具有健脑安神的作用。银耳所含的膳食纤维和胶质有利于中老年人润肠通便。银耳多糖具有抗癌、抗炎、抗放射线、抗衰老的作用,可提高肝脏的解毒能力,并能改善肾功能,降低血胆固醇、三酰甘油等,对高血压病、高脂血症、眼底出血等症均有较好疗效。

(74)柚子:性寒,味酸、甘,具有解痉化痰、健胃消食、行气解酒、抗炎、降糖降酯等功效。适用于消化不良、慢性支气管炎、醉酒、糖尿病、冠心病、高脂血症等。现代研究表明,人的体内胆固醇过高可使人患心脏病的概率增加60%,而柚子的果胶可降低低密度脂蛋白胆固醇的水平,减少动脉壁的损坏程度。美国科学家的研究表明,从天然柚子中提取出的果胶不仅可以降低低密度脂蛋白胆固醇的水平,而且可以减少动脉壁的损坏程度。研究人员称,8只柚子皮中的果胶足以干扰小肠的低密度脂蛋白胆固醇的吸收。这种果胶是一种黏性物质,与黄豆蛋白粉混合更易被小肠利用,进而增强降低胆固醇的作用。

(75)鱼类:我国的海鱼和淡水鱼约有2 000种,体重大小差异很大,其中有毒的鱼约有170余种。鱼的营养价值较高,蛋白质含量为15%～20%,其中必需氨基酸的组成与肉类接近,属完全蛋白质,营养价值很高。鱼类中的蛋白质有促进肾小管排钠和降压作用。鱼类富含核酸,并能提供机体多种维生素和矿物质,特别是钙、锌、碘、铁、锰等元素,有助于血压保持在正常的健康状态。鱼类脂肪含量不高,为1%～10%。鱼类食品含维生素A、维生素B_1、维生素B_2和维生素D,鱼肝脂肪中维生素A、维生素D含量特别多。鱼肉味道鲜美,营养丰富,其蛋白质易为人体消化吸收,可利用率高达95%以上。鱼肉中还含有特殊的多链不饱和脂肪酸,可预防动脉硬化、降低血脂、促进血液循环、抑制血小板凝集、减少脑血栓形成和心肌梗死等。鱼鳞中含有较多的卵磷脂,可使血液中的胆固醇和脂肪颗粒乳化变小,并保持悬浮状态,有利于透过血管壁为组织所吸收利用,使血浆中胆固醇大为减少。卵磷脂在肠道中被消化后释

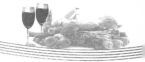

放出胆碱,与醋酸形成乙酰胆碱,这对健脑有重要的作用,吃鱼能防治心脑血管病症。

(76)玉米:性平,味甘,具有健脾益胃、降脂降糖、抗动脉粥样硬化和防癌等功效。适用于治疗脾胃虚弱、糖尿病、心脑血管病。玉米中所含的脂肪为不饱和脂肪酸,有助于人体内脂肪与胆固醇的正常代谢,对高血压、动脉粥样硬化、心脑血管病、细胞衰老等,有一定防治作用。玉米含有丰富的蛋白质及大量不饱和脂肪酸及卵磷脂,故有利于降低胆固醇。由于玉米中富含维生素E、维生素A,近年来又重新受到人们的青睐。玉米油中含有大量不饱和脂肪酸,它能清除人体内多余的胆固醇,并具有预防动脉粥样硬化的作用。所以,食用一些玉米油是很有益处的。此外,每到青玉米上市时,每天吃1个煮嫩玉米,对中老年患者都有益处。

(77)紫菜:性寒,味甘、咸,具有化痰、软坚、清热、利尿的功效。适用于甲状腺肿大、淋巴结核、水肿、脚气病、咳嗽、淋病等。现代研究表明,紫菜含二十碳五烯酸,可降低血浆胆固醇含量;所含红藻素等活性成分,可防止血栓形成。紫菜还含有藻朊酸钠和锗等成分,可促排体内沉积的镉等有害微量元素,有助于高血压病的防治。一年四季,多吃些紫菜汤羹佳肴,不仅可降低血压,还能预防心、脑、肾动脉血管硬化。

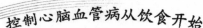

三、心脑血管病的食疗

(一)心脑血管病患者的食疗原则

1. 脑卒中患者的饮食原则

脑卒中患者的饮食原则应依据其发病机制来确定,因脑卒中患者多系痰浊内蒙、气血瘀滞而起,每多神志昏迷、四肢不利、语言謇涩之症,故食物之味、形及进食方式都应注意。

(1)脑卒中每多肥胖之人,肥人多痰,而痰易蒙闭清阳,阻塞经脉,是脑卒中重要发病因素。因而脑卒中患者宜节制饮食,防止肥胖。忌食肥甘厚味,以免助湿生痰;多吃清淡食物,如新鲜蔬菜、水果、富含植物蛋白的豆类制品等。预防脑卒中亦应注意饮食清淡,恣食肥甘厚味之人易患高血压病、高脂血症、动脉硬化、糖尿病,这些往往是脑卒中发病的诱导因素。

(2)中西医都认为,饮食过咸有损健康,特别是使气血瘀滞,经脉脆硬。《内经》早就提出:"咸走血,血病勿多食咸。"脑卒中亦为血病之一,故不宜多食咸。又指出:"多食咸则脉凝泣而变色。"更为清楚地表明,多食咸者使血液黏稠度增高,循环不畅,易形成血栓而致脑卒中,或使血溢脉外致使神志昏迷,风中脏腑。

故有脑卒中先兆者或脑卒中后均应限制食盐,适量摄入,保持淡味,每日盐量一般以3～4克为宜。

(3)重症昏迷者,应以鼻饲流质饮食为主。有内热者,可适当加菜汁、菜汤或绿豆汤等清凉饮料;有湿热痰浊者,可用薏苡仁、赤小豆等煮

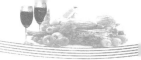

汤,加糖适量鼻饲,以清热化湿。

（4）急性期过后,患者肢体痿废,气血双亏,可适量增加一些动物性食品,如猪、鸭的瘦肉及鸡蛋,但不宜食用牛、羊、海鲜等食品。

（5）脑卒中患者不宜吸烟、饮酒。急性期尚应忌食一切刺激性饮食,如浓茶、浓咖啡、辣椒、胡椒面及韭、蒜等。

2. 动脉粥样硬化患者的饮食调养原则

动脉粥样硬化是动脉硬化疾病中最常见而重要的类型。动脉硬化是动脉壁增厚、变硬而失去弹性,可累及人体大、中、小三类动脉。常见的动脉硬化有:①动脉中膜钙化。以老年人多见。主要是动脉中层发生退变、钙化,以致血管壁弹性减低,多发生于大动脉,因不引起明显的血流动力学障碍,故对人体危害不大。②小动脉硬化。多与高血压有关。病变发生在人体的末梢小动脉,内膜有不定型物质沉积,致使小动脉管腔变窄或形成微小动脉瘤而引起心、脑、肾等脏器损害。③动脉粥样硬化。主要累及中等动脉,如心脏冠状动脉、脑动脉、肾动脉,从而造成的脑血管病、冠心病等,常可导致患者丧失劳动力,甚至死亡。动脉粥样硬化患者在饮食上应注意以下事项。

（1）首先,膳食总热能应以维持正常体重及工作为度,40岁以上者尤其应预防发胖。正常体重的简单计算为:体重（千克）＝身高（厘米）－105（超重10％为轻度肥胖、20％为中度肥胖、30％以上为重度肥胖）。

（2）超标准体重者,应减少每日进食的总热能,采取低脂、低胆固醇饮食,并限制酒和含糖食物的摄入。

（3）年过40岁者即使血脂不高或体重正常,也应避免经常食用过多的动物性脂肪和含胆固醇较高的食物,如肥肉、肝、脑、肾、肺等动物内脏,以及螺肉、墨鱼、猪油、蛋黄、奶油及其制品。

（4）冠心病患者,严禁暴饮暴食;血脂增高者,应食用低胆固醇食物,如各种瘦肉、鱼肉、蛋白、豆制品等;合并有高血压及心力衰竭者,应同时限制食盐。

（5）提倡饮食清淡,多食用新鲜蔬菜、瓜果等和豆类制品的食物。若有条件,尽量以植物油、菜子油、玉米油、红花油为食用油。

3. 高血压病患者的饮食调养原则

　　饮食与高血压病有很大的关系。摄盐过多可使血压升高,饱餐与甜食易使人发胖,肥胖易使血压升高。高血压病患者的饮食中,既要保证充分的热能、脂肪和必需蛋白质,又不宜过量。应适当的多吃含蛋白质高的食物,如各种豆类及豆制品、蛋清,牛、羊、猪的瘦肉,鱼肉、鸡肉等。尽量少吃或不吃动物的内脏,因为动物内脏富含胆固醇,易使血脂增高。提倡多吃新鲜的蔬菜和瓜果。蔬菜中富含纤维素,对于老年人来说,还可以防止便秘。各种蔬菜和水果中富含维生素 C,可以调节胆固醇的代谢,控制动脉硬化的进展,降低血压。

　　(1)控制热能的摄入,可使临床症状如呼吸困难得到改善。提倡吃复合糖类,如淀粉、标准面粉、玉米、小米、燕麦等植物纤维较多的食物,促进肠道蠕动,有利于胆固醇的排泄。少进食葡萄糖、果糖及蔗糖,这类糖属于单糖,易引起血脂升高。

　　(2)限制脂肪的摄入。膳食中应限制动物脂肪的摄入,烹调时,多采用植物油,胆固醇限制在每日 300 毫克以下。可多吃一些鱼,海鱼含有不饱和脂肪酸,能使胆固醇氧化,从而降低血浆胆固醇;还可延长血小板的凝聚,抑制血栓形成,预防脑卒中;还含有较多的亚油酸,对增加微血管的弹性,预防血管破裂,防止高血压并发症有一定作用。

　　(3)适量摄入蛋白质。以往强调低蛋白饮食,但目前认为,除合并有慢性肾功能不全者外,一般不必严格限制蛋白质的摄入量。高血压病患者每日蛋白质的量为每千克体重 1 克为宜。例如,60 千克体重的人,每日应吃 60 克蛋白质。其中植物蛋白应占 50%,最好用大豆蛋白,大豆蛋白虽无降压作用,但能防止脑卒中的发生,可能与大豆蛋白中氨基酸的组成有关。每周吃 2～3 次鱼类蛋白质,可改善血管弹性和通透性,增加尿、钠排出,从而降低血压。平时还应多注意吃含酪氨酸丰富的食物,如去脂奶、酸牛奶、奶豆腐、海鱼等。如果高血压病合并肾功能不全时,应限制蛋白质的摄入。

　　(4)多吃含钾、钙丰富而含钠低的食品,如土豆、芋头、茄子、海带、莴笋、冬瓜、西瓜等,因钾盐能促使胆固醇的排泄,增加血管弹性,有利尿作

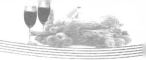

用,有利于改善心肌收缩能力。含钙丰富的食物,如牛奶、酸牛奶、芝麻酱、虾皮、绿色蔬菜等,对心血管有保护作用。选用含镁丰富的食品,如绿叶蔬菜、小米、荞麦面、豆类及豆制品,是因为镁盐可通过舒张血管而达到降血压作用。

(5)膳食宜清淡。减少烹调用盐量,尽量少吃酱菜等类盐腌食品。适当地减少钠盐的摄入有助于降低血压,减少体内的钠水潴留。每日食盐的摄入量应在 5 克以下或酱油 10 克,可在菜肴烹调好后再放入盐或酱油,以达到调味的目的;也可以先炒好菜,再醮盐或酱油食用。在注意减少钠盐的同时,应注意食物中的含钠量,如挂面含钠较多;蒸馒头时,避免用碱,应改用酵母发面;可用食盐代用品如无盐酱油等,都有利于高血压病患者。

(6)多吃绿色蔬菜和新鲜水果,有利于心肌代谢,改善心肌功能和血液循环,促使胆固醇的排泄,防止高血压病的发展。少吃肉汤类,因为肉汤中含氮浸出物增加,能够促进体内尿酸增多,加重心、肝、肾的负担。

(7)忌食用兴奋神经系统的食物,如酒、浓茶、咖啡等,吸烟者应戒烟。

4. 高脂血症的饮食治疗原则

饮食治疗是高脂血症治疗的基础,无论采取何种药物治疗,首先都必须进行饮食治疗。饮食治疗无效时或患者不能耐受时,方可用药物治疗。在服用调脂药物期间也应注意饮食控制,以增强药物的疗效。

(1)减少脂肪的摄入量是控制热能的基础:减少动物性脂肪,如猪油、肥猪肉、黄油、肥羊、肥牛、肥鸭、肥鹅等。这类食物含饱和脂肪酸过多,脂肪容易沉积在血管壁上,增加血液的黏稠度,饱和脂肪酸能够促进胆固醇吸收和肝脏胆固醇的合成,使血清胆固醇水平升高。饱和脂肪酸长期摄入过多,可使三酰甘油升高,并有加速血液凝固,促进血栓形成的作用。科学家发现北极圈内格陵兰岛的爱斯基摩人以渔猎为生,在他们中间冠心病的死亡率仅为 5.3%,远远低于丹麦人的 35%。他们吃的食物中,饱和脂肪酸的含量很低,多不饱和脂肪酸很高,主要含有二十碳五烯酸(EPA)和二十二碳六烯酸(DHA),这些物质都存在于海鱼的鱼油

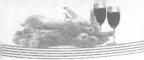

中。多不饱和脂肪酸能够使血液中的脂肪酸谱向着健康的方向发展,能够减少血小板的凝聚,并增加抗血凝作用,能够降低血液的黏稠度。DHA可以降低血脂,保护神经系统,因此提倡多吃海鱼,以保护心血管系统,降低血脂。烹调时,应采用植物油,如豆油、玉米油、葵花子油、茶油、芝麻油等,每日烹调油应为10~15毫升。

(2)限制胆固醇的摄入量:胆固醇是人体必不可少的物质,但摄入过多的确害处不少,膳食中的胆固醇每日不应超过300毫克,忌食含胆固醇高的食物,如动物内脏、蛋黄、鱼子、鱿鱼等食物。植物固醇存在于稻谷、小麦、玉米、菜籽等植物中,植物固醇在植物油中呈现游离状态,确有降低胆固醇的作用。大豆中豆固醇有明显降血脂的作用应提倡多吃豆制品。

(3)供给充足的蛋白质:蛋白质的来源非常重要,主要来自于牛奶、鸡蛋、瘦肉类、禽类(应去皮)、鱼虾类及大豆、豆制品等食品。植物蛋白质的摄入量要在50%以上。

(4)适当减少碳水化合物的摄入量:不要过多吃糖和甜食,因为糖可转变为三酰甘油;每餐应七八分饱;应多吃粗粮,如小米、燕麦、豆类等食品,这些食品中纤维素含量高,具有降血脂的作用。

(5)多吃富含维生素、无机盐和纤维素的食物:应多吃鲜果和蔬菜,它们含维生素C、无机盐和纤维素较多,能够降低三酰甘油,促进胆固醇的排泄。可选用调脂食物,如酸牛奶、大蒜、绿茶、山楂、绿豆、洋葱、香菇、蘑菇、平菇、金针菇、木耳、银耳、猴头等食物。近年发现菇类中含有丰富的"香菇素"。学者们做过试验,当人们吃进动物性脂肪后,血液中的胆固醇都有暂时升高的现象。同时吃些香菇,发现血液中的胆固醇不但没有升高,反而略有下降,并且不影响对脂肪的消化。国外学者认为,中国菜肴中常用黑木耳、香菇等配料,是一种科学的配菜方法。每3~4朵的香菇中含香菇素100毫克,具有调脂和保健作用。山楂、花生、淡菜、萝卜、玉米、海带、豆腐、牛奶、黄豆等食物均有降低血脂的作用。要避免饮酒,酒能够抑制脂蛋白酶,可促进内源性胆固醇和三酰甘油的合成,导致血脂升高。要采用蒸、煮、炖、氽、熬的烹调方法,坚持少盐饮食,每日食盐应在6克以下。

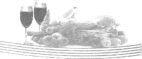

（二）茶 饮 方

 扁豆葛根饮

【组　成】　白扁豆粒(炒)30克,葛根粉 60 克,豆浆 200 克。

【制　法】　将白扁豆、葛根粉同入砂锅,加水煎煮 2 次,每次 30 分钟,过滤,去渣,合并 2 次滤汁,与豆浆充分混合均匀,再回入砂锅,小火煨煮 10 分钟即成。

【用　法】　每日早晚分饮。

【功　用】　清暑化湿,生津润燥,止渴降糖。适用于高血压病、心脑血管病。

 参枣茶

【组　成】　红参 6 克,大枣 6 枚,甘草 3 克,桂枝 6 克,当归 3 克,红糖 20 克。

【制　法】　把大枣去核,红参切片,甘草切片,桂枝洗净;把桂枝、甘草用纱布袋包装扎口。把药袋、红参、大枣、当归同放炖杯内,加水 200 毫升,用中火煮沸,小火煎煮 40 分钟,除去药包,留大枣、红参、当归和药汁,加入红糖拌匀即成。

【用　法】　每日 1 剂,分 3 次服。

【功　用】　祛寒补血。适用于血虚寒闭型心脑血管病。

 丹 参 茶

【组　成】　丹参 6 克。

【制　法】　将丹参切片,开水冲泡。

【用　法】　代茶饮至味淡,每日 1～2 次。

【功　用】　活血化瘀。适用于心脑血管病。

 ## 丹参蜂蜜饮

【组　成】　丹参、蜂蜜各 30 克。

【制　法】　将丹参加水 500 毫升，小火煎至 250 毫升，去渣留汁，兑入蜂蜜调匀。

【用　法】　分早晚 2 次代茶饮。

【功　用】　活血化瘀，强心养心。适用于心脑血管病。

 ## 丹参红花白糖饮

【组　成】　丹参 10 克，红花 9 克，三七（另包）3 克，沉香（另包）3 克，琥珀（另包）3 克，白糖 15 克。

【制　法】　把丹参洗净，切片，与洗净的一起放入炖杯内，加清水 100 毫升；三七、沉香、琥珀打成细粉。把装有丹参、红花的炖杯放中火上煮沸，用小火煎煮 25 分钟，滗出汁液，再加水 50 毫升，煎 20 分钟，除去药渣，将两次药液合并，放入白糖拌匀，再把三七、沉香、琥珀、粉混匀与药液同服。

【用　法】　每日 1 剂，分早晚 2 次服完。

【功　用】　活血化瘀，补养肝肾。适用于瘀阻心络型心脑血管病。

 ## 丹参红花饮

【组　成】　丹参 10 克，红花 6 克，白糖 20 克，西洋参 6 克。

【制　法】　西洋参、丹参切片，红花洗净，放入炖杯内，加清水 150 毫升，置大火煮沸，再用小火煮 15 分钟即成（食用时去渣加入白糖拌匀）。

【用　法】　每日 1 次，每次 1 杯。

【功　用】　活血祛瘀，安神除烦。适用于心脑血管病。

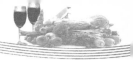

 丹参檀香饮

【组　成】　丹参 30 克,檀香 6 克,白糖 15 克。

【制　法】　将丹参、檀香洗净入锅,加水适量,大火煮沸,再小火煮 45～60 分钟,滤汁去渣即成。

【用　法】　每日服 1 剂,分 3 次服用。

【功　用】　行气活血,养血安神,清热除烦。适用于心脑血管病等。

 二参红枣饮

【组　成】　党参 10 克,北沙参 10 克,大枣 5 枚。

【制　法】　把大枣去核,党参、沙参切片。把大枣、党参、沙参放入炖杯内,加水 200 毫升,置中火煮沸,再用小火煮 15 分钟即成。

【用　法】　代茶饮。

【功　用】　益胃生津,补气补血。适用于气血两虚型心脑血管病。

 复方山楂饮

【组　成】　山楂片 60 克,大枣 15 枚,红糖 20 克。

【制　法】　将山楂片与大枣洗净,同入锅中,加水适量,煎煮 2 次,每次 30 分钟,取汁,合并两汁后调入红糖,拌匀即成。

【用　法】　每日早晚分饮。

【功　用】　行气消积,活血祛瘀。适用于心脑血管病等。

 甘菊饮

【组　成】　菊花 6 克,甘草 3 克,白糖 30 克。

【制　法】　把菊花洗净,去杂质;甘草洗净,切薄片。把菊花、甘草放入锅内,加水 300 毫升,置中火煮沸,再用小火煮 15 分钟,过滤药渣,留汁,加入白糖拌匀即成。

【用　法】　代茶饮用。

【功　用】　滋补心肝,理气明目。适用于心肝失调之心脑血管病。

何首乌茶

【组　成】　何首乌6克。

【制　法】　将何首乌切成薄片,放入茶杯中,加入沸水后盖上茶杯盖,闷10分钟即成。

【用　法】　每日1～2剂,代茶频饮。

【功　用】　补肝益肾,养血祛风。适用于心脑血管病等。

红花活血饮

【组　成】　红花6克,桃仁9克,党参30克,丹参15克,当归9克,赤芍9克,白芍9克,茉莉花9克,素馨花6克,蒲黄9克,甘草3克。

【制　法】　将上药放入砂锅中,加水煎汤。

【用　法】　代茶饮,每日1剂。

【功　用】　活血化瘀,通脉宣痹。适用于瘀阻心脉型心脑血管病。症见心胸疼痛如刺扎,痛连肩背,胸闷,唇甲青紫,舌质紫暗,或有瘀点瘀斑,脉弦涩。

红花檀香茶

【组　成】　红花5克,白檀香3克。

【制　法】　将红花、白檀香用沸水冲泡。

【用　法】　代茶频饮,一般可冲泡3～5次,宜当天饮完。

【功　用】　活血行气,化瘀宣痹。适用于气滞血瘀型血管病及心肌梗死(缓解期)。症见胸部疼痛偶然小发作,心悸乏力,胸闷气短,舌质紫暗,或有瘀斑。饮用此茶2个月后,可明显减少心绞痛的发作次数,减轻

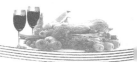

发作频率。

 红枣洋参饮

【组　　成】　大枣 10 枚,西洋参 10 克,冰糖 5 克。

【制　　法】　把大枣洗净,去核;西洋参洗净,切片。把大枣、西洋参放入炖杯内,加水 100 毫升,放入冰糖,置中火上煮沸 15 分钟即成。

【用　　法】　每日饮 50 毫升。

【功　　用】　补气血,宁心神。适用于气血两虚型心脑血管病。

 葫芦二皮饮

【组　　成】　葫芦壳 30～60 克,冬瓜皮、西瓜皮各 30 克。

【制　　法】　将葫芦壳、冬瓜皮、西瓜皮洗净,放入砂锅中,加适量水,煎煮 15 分钟,去渣取汁。

【用　　法】　每日代茶饮用。

【功　　用】　清热利湿。适用于心脑血管病等。

 花生壳茶

【组　　成】　花生壳 60 克。

【制　　法】　将花生壳洗净,放入砂锅中,加水煎煮取汁。

【用　　法】　代茶频饮。

【功　　用】　降血压,降血脂。适用于高血压病、高脂血症等心脑血管病等。

 花生玉米面茶

【组　　成】　玉米面 250 克,芝麻酱 100 克,花生仁 50 克,芝麻、核桃仁各 20 克,瓜子仁、食盐、香油各适量。

【制　法】　锅内倒入清水煮开，玉米面用凉水调成糊后倒入开水锅中，一边倒一边用勺子搅动，煮开后用小火煮一会儿；芝麻炒熟，擀面；核桃仁、花生仁分别炒熟，擀碎；瓜子仁炒熟，加入适量食盐拌匀；芝麻酱用香油调成糊，以能浮在粥面为准。将玉米面粥盛入碗内，浇上芝麻酱，撒上炒四仁即成。

【用　法】　早餐食用。

【功　用】　调和胃肠，通便润肠。适用于心脑血管病、高脂血症等。

蕉梗莲枣饮

【组　成】　香蕉梗 40 克(干品 25 克)，莲子 15 克，大枣 15 克。

【制　法】　将大枣、莲子去杂，用冷水泡发，4 小时后与洗净的香蕉梗同入砂锅，加水适量，浓煎 2 次，每次 45 分钟，合并 2 次滤液，小火浓缩至 300 毫升。

【用　法】　每日 2 次，每次饮 150 毫升。

【功　用】　补心血，安心神，降血压。适用于心脑血管病。

金橘萝卜蜜饮

【组　成】　金橘 5 个，萝卜 1 个，蜂蜜适量。

【制　法】　将金橘洗净，去子，捣烂；萝卜洗净，切丝，榨汁。将金橘泥、萝卜汁混匀，放入蜂蜜调匀。食用时，用开水调匀即成。

【用　法】　上下午分服。

【功　用】　化痰行气。适用于心绞痛。

菊花山楂茶

【组　成】　菊花 10 克，山楂 10 克，茶叶 10 克。

【制　法】　将菊花、山楂、茶叶放入茶杯中，用沸水冲泡，加盖稍闷即成。

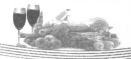

【用　法】　代茶饮,每日 1 剂。

【功　用】　清热,降压降脂,消食健胃。适用于心脑血管病,高脂血症,高血压病等。

菊桑银楂茶

【组　成】　菊花 15 克,金银花 15 克,山楂 15 克,桑叶 10 克。

【制　法】　将菊花、金银花、山楂、桑叶放入茶杯中,加开水冲泡,加盖闷 15 分钟即成。

【用　法】　代茶饮。

【功　用】　清热解毒,祛湿止痢,清肝明目,降血压。适用于心脑血管病、高血压病等。

莱菔子白糖饮

【组　成】　莱菔子 15 克,白糖 20 克。

【制　法】　把莱菔子洗净,放入炖杯内,加水 200 毫升,置大火煮沸,用小火煮 25 分钟,滤去莱菔子,留汁,加入白糖拌匀即成。

【用　法】　代茶饮用。

【功　用】　化痰祛瘀。适用于心脑血管病。

绿豆海带红糖饮

【组　成】　海带 30 克,绿豆 100 克,红糖适量。

【制　法】　将海带放入清水中浸泡 12 小时后洗净,切成丝。绿豆洗净,放入高压锅内,加少许清水煮开,再加清水煮开,如此反复 3 次,至绿豆开花,放入海带丝,再加适量清水,盖上锅盖,用高压锅煮 30 分钟,待自然冷却后,加入红糖,搅匀即成。

【用　法】　每日早晚分饮。

【功　用】　清热解暑,软坚清瘀,降脂降压。适用于高脂血症、心脑

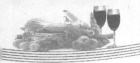

血管病。

萝布麻山楂茶

【组　成】　萝布麻叶6克,山楂15克,五味子5克,冰糖适量。

【制　法】　将上述4味用开水冲泡。

【用　法】　代茶饮,不限量。

【功　用】　清热平肝,活血化瘀,生津止渴,降脂降压。适用于高血压病、高脂血症等心脑血管病。

麦麸杞子蒲黄饮

【组　成】　麦麸、枸杞子各30克,蒲黄15克,红糖10克。

【制　法】　将麦麸去杂,放入铁锅,微火烘干,趁热研成细末备用。将枸杞子去杂,洗净,放入砂锅,加水适量,大火煮沸,改用小火煮20分钟,调入麦麸末、蒲黄、红糖,搅拌均匀,继续用小火煮10分钟即成。

【用　法】　每日早晚分食。

【功　用】　补益肝肾,活血散瘀,降脂降压。适用于高脂血症、高血压病等心脑血管病。

茉莉花茶

【组　成】　茉莉花、石菖蒲各6克,清茶10克。

【制　法】　上药共研粗末,沸水冲泡。

【用　法】　每日1剂,随意饮用。

【功　用】　理气化湿,安神。适用于心脑血管病、心绞痛等。

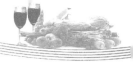

 柠 檬 饮

【组　成】　柠檬 200 克,白糖适量。

【制　法】　果皮及瓤可切开用开水泡,或榨汁加糖,开水冲泡。

【用　法】　代茶频饮。

【功　用】　降脂抗凝。适用于防治心肌梗死。

葡萄干茶

【组　成】　葡萄干 30 克,枸杞子 15 克。

【制　法】　将葡萄干、枸杞子分别去杂,洗净,晒干或烘干,同放入杯中,用沸水冲泡,加盖闷 15 分钟即成。

【用　法】　当茶频饮,一般可连续冲泡 3～5 次。

【功　用】　滋养肝肾,养血补血。适用于心脑血管病等。

 强 心 茶

【组　成】　黄芪、附子、麦冬、益母草各 150 克,茶树根 200 克。

【制　法】　上药共研为粗末,以纱布包,每包重 30 克,每次用 1 包置瓷杯中,以沸水适量冲泡,加盖闷 15 分钟。

【用　法】　每日 1～2 包,代茶频服。

【功　用】　温阳益气,活血强心。适用于心脑血管病等。

 芹菜银杏叶茶

【组　成】　新鲜芹菜 250 克,银杏叶(干品)10 克。

【制　法】　将银杏叶洗净,晒干或烘干,研成粗末,一分为二,装入绵纸袋中,封口挂线备用。将新鲜芹菜择洗干净,保留叶、茎及连叶柄的根部,切碎,放入捣汁机中,快速绞榨取汁,备用。

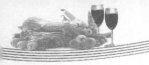

【用　法】　每日2次,每次取银杏叶袋放入杯中,加适量芹菜汁,用沸水冲泡,加盖闷15分钟,代茶频频饮用,一般每袋可连续冲泡3～5次。当日饮完。

【功　用】　平肝清热,散瘀降脂。适用于高脂血症、心脑血管病、动脉粥样硬化。

 ## 乳香止痛茶

【组　成】　乳香、茶叶各等份,鹿血适量。

【制　法】　将乳香、茶叶共研细末,过筛,加鹿血和丸,如梧桐子大;或可将上两味药末,每取3克,以沸水冲泡,入鹿血。

【用　法】　每日2次,每次3克,开水送服或冲泡饮服。

【功　用】　温经祛寒,理气止痛。适用于心脑血管病、心绞痛等。

 ## 三　根　茶

【组　成】　老茶根30克,榆树根30克,茜草根15克。

【制　法】　将老茶根、榆树根、茜草根洗净,放入砂锅中,加水煎汤,去渣取汁。

【用　法】　代茶饮,每日1剂,28日为1个疗程。

【功　用】　活血,清热,降压。适用于心脑血管病、高血压病等。

 ## 桑寄生茶

【组　成】　桑寄生15克。

【制　法】　将桑寄生洗净,放入砂锅中,加水煎煮5分钟后取汁。

【用　法】　代茶饮。

【功　用】　补益肝肾,强健筋骨。适用于心脑血管病、心绞痛等。

山 楂 茶

【组　成】　山楂 30 克。

【制　法】　将山楂洗净，切片后放入锅中，加水适量，煮沸 5 分钟，取汁即成。

【用　法】　代茶频饮。

【功　用】　消食化积，降脂减肥。适用于高脂血症、高血压病等心脑血管病。

山楂陈皮消脂饮

【组　成】　鲜山楂 30 克，陈皮 15 克，红糖 20 克。

【制　法】　将鲜山楂去杂，洗净，切碎，与洗净、切碎的陈皮同放入纱布袋中，扎口，放入砂锅，加足量清水，中火煎煮 40 分钟，取出药袋，调入红糖，拌匀即成。

【用　法】　每日早晚分饮。

【功　用】　燥湿化痰，行气散瘀，降脂降压。适用于高脂血症、高血压病等心脑血管病。

山楂丹参茶

【组　成】　山楂 10 克，丹参 6 克，白糖 20 克。

【制　法】　把山楂去核，洗净，切片；丹参洗净，切片。把山楂、丹参放入炖杯内，加入清水 200 毫升，置大火煮沸，再用小火煎煮 15 分钟，去渣留汁，加入白糖拌匀即成。

【用　法】　代茶饮用。

【功　用】　活血化瘀。适用于心脑血管病。

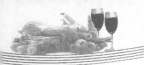

山楂荷叶茶

【组　成】　鲜山楂 15 克,荷叶半张。

【制　法】　将山楂洗净,切碎。荷叶洗净,切成小方块,与切碎的山楂同入锅中,加水适量,浓煎 2 次,每次 20 分钟,合并 2 次煎液即可饮用。

【用　法】　上下午分饮。

【功　用】　降脂祛瘀,解毒抗癌。适用于高脂血症、心脑血管病。

山楂胡萝卜茶

【组　成】　鲜山楂、胡萝卜各 120 克,白糖 30 克,凉开水、蜂蜜、柠檬酸各适量。

【制　法】　选用根头整齐、心柱细小、色泽鲜艳、无病虫害及冻害的胡萝卜,洗净后放入食用碱溶液中完全浸泡,于火上煮沸后,用清水冲洗,脱除表皮,然后再切成厚约 0.5 厘米的片,放入凉开水中,并加入柠檬酸,加热煮沸 20 分钟,稍冷后,在打浆机中打成浆备用;选新鲜完好的山楂洗净,加水适量煮沸,保持 7 分钟,冷却后在打浆机中绞碎,用纱布过滤,去核、梗等,然后二次打浆备用;将白糖加入适量温开水中,溶解后纱布过滤备用。再将胡萝卜浆、山楂浆及白糖浆混匀,加蜂蜜,搅匀,灌瓶即为成品。

【用　法】　上下午分饮。

【功　用】　活血化瘀,促进食欲。适用于心脑血管病、高血压病等。

山楂花生饮

【组　成】　花生仁 150 克,山楂 50 克(鲜果用 150 克)白糖适量。

【制　法】　花生仁浸泡 40 分钟,洗净后,磨浆备用。山楂洗净,放入砂锅中,加水煎煮 30 分钟后,去渣,将汁浓缩至约 500 毫升,加入白糖,搅拌溶化后,再将花生仁浆慢慢倒入,搅匀,煮至微沸即成。

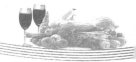

【用　法】　适量饮用。

【功　用】　散瘀血,降血压。适用于心脑血管病、高血压病、高脂血症、便秘等。

山楂菊花代茶饮

【组　成】　山楂 12 克,菊花 9 克。

【制　法】　将山楂、菊花放入茶杯中,加开水冲泡。

【用　法】　代茶饮。

【功　用】　清热活血化瘀。适用于心脑血管病。

山楂桃仁茶

【组　成】　山楂 20 克,桃仁 6 克,红花 6 克,丹参 10 克,白糖 30 克。

【制　法】　把山楂洗净,去核;桃仁洗净,去皮尖;红花洗净;丹参洗净,切片。把以上 4 味中药放入炖杯内,加水 300 毫升,炖煮 15 分钟后,冷却,过滤,除去药渣,加入白糖拌匀即成。

【用　法】　代茶饮用。

【功　用】　祛瘀血,降血压。适用于心脑血管病。

山楂益母草茶

【组　成】　山楂 30 克,益母草 10 克,茶叶 5 克。

【制　法】　将上 3 味放入杯中,用沸水冲沏。

【用　法】　代茶饮,每日饮用。

【功　用】　清热化痰,活血降脂,通脉。适用于心脑血管病。

生山楂减肥茶

【组　成】　生山楂 30 克,干荷叶 60 克,生薏苡仁 10 克,陈皮 5 克。

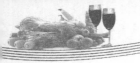

【制　法】　将洗净的干荷叶、生山楂、生薏苡仁、陈皮研成细末，再放入杯中，用沸水冲泡，加盖闷20分钟即可。

【用　法】　上下午分饮。

【功　用】　健脾消食，活血化瘀，降脂减肥。适用于高脂血症、血管病等。

柿叶山楂茶

【组　成】　柿叶10克，山楂12克，茶叶3克。

【制　法】　以沸水浸泡15分钟即可。

【用　法】　每日1剂，不拘时频频饮服。

【功　用】　活血化瘀，降压减脂。适用于高脂血症、高血压病等心脑血管病。

首乌菊花茶

【组　成】　制何首乌12克，菊花9克。

【制　法】　煎汤

【用　法】　代茶饮。

【功　用】　清热活血化瘀。适用于心脑血管病。

首乌山楂乌龙茶

【组　成】　乌龙茶5克，制何首乌30克，干山楂20克，冬瓜皮20克。

【制　法】　将何首乌、冬瓜皮、山楂同时入锅煮至山楂烂熟，滤渣取汁，用其汤汁泡乌龙茶即可饮用。

【用　法】　代茶频饮，可连续冲泡3～5次。

【功　用】　祛脂减肥，滋补肝肾，活血化瘀。适用于心脑血管病。

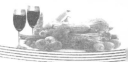
 桃仁山楂茶

【组　成】　桃仁 6 克,山楂 12 克,陈皮 3 克。

【制　法】　开水沏或煎汤。

【用　法】　代茶饮。

【功　用】　活血化瘀。适用于心脑血管病。

 香蕉茶

【组　成】　香蕉 50 克,茶叶 10 克,蜂蜜适量。

【制　法】　将茶叶放入茶杯中,加入沸水,盖上茶杯盖,稍闷取茶叶水。再将香蕉去皮,研碎,加蜂蜜调匀后放入茶水中混匀。

【用　法】　代茶饮,每日 1 剂。

【功　用】　降压,润燥,滑肠。适用于心脑血管病、高血压病等。

 养 心 茶

【组　成】　玉竹 20 克,黄精 20 克,党参 15 克,柏子仁 15 克,红花 15 克,郁金 15 克,川芎 10 克。

【制　法】　将玉竹、黄精、党参、柏子仁、红花、郁金、川芎洗净,放入砂锅中,加水煎汤,去渣取汁。

【用　法】　代茶饮,每日 1 剂。

【功　用】　养阴润燥,活血散瘀。适用于心脑血管病、心绞痛等。

 银菊双花茶

【组　成】　金银花 10 克,菊花 6 克。

【制　法】　将金银花、菊花放入茶杯中,加开水冲泡,加盖闷 15 分钟。

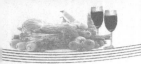
【用　法】　代茶饮。

【功　用】　清热解毒,祛湿止痢,清肝明目,降血压。适用于高血压病、心脑血管病。

 银菊楂蜜茶

【组　成】　金银花 15 克,菊花 15 克,山楂 15 克,蜂蜜 15 克。

【制　法】　将金银花、菊花、山楂洗净,放入砂锅中,加水煎汤,去渣取汁,调入蜂蜜即成。

【用　法】　代茶频饮。

【功　用】　清热解毒,活血化瘀。适用于高脂血症、高血压病等心脑血管病。

银杏叶茶

【组　成】　银杏叶 5 克。

【制　法】　将银杏叶揉碎,放入茶杯中,加入沸水,加盖闷 30 分钟即成。

【用　法】　代茶饮。

【功　用】　益心敛肺,化湿止泻。适用于心脑血管病、心绞痛、高脂血症等。

玉 竹 茶

【组　成】　玉竹 25 克

【制　法】　将玉竹洗净,放入砂锅中,加水煎取浓汁。

【用　法】　分 2 次代茶饮,每日 1 剂,连服 30 日为 1 个疗程。

【功　用】　养阴润燥,生津止渴。适用于心脑血管病。

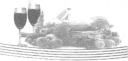

 紫茄粉蜜饮

【组　成】　紫茄粉 10 克,蜂蜜 30 克。

【制　法】　紫茄若干,用清水洗净,切成片,晒干或烘干,研成细粉,瓶装,密封备用。每次取紫茄粉 10 克,放在茶杯中,用沸水冲泡,加盖闷 10 分钟,然后调入蜂蜜,拌匀即成。

【用　法】　每日早晚分饮。

【功　用】　清热解毒,活血降压。适用于高血压病、心脑血管病。

白菊花茶

【组　成】　白菊花 15 克。

【制　法】　将白菊花揉碎,放入茶杯中,加入沸水冲泡,加盖闷 10 分钟。

【用　法】　代茶饮,可冲泡 3～5 次,每日 1 剂。

【功　用】　疏风清热,平肝明目。适用于肝火亢盛、肝阳上亢之早期高血压病。

 扁豆葛根饮

【组　成】　白扁豆粒(炒)30 克,葛根粉 60 克,豆浆 200 毫升。

【制　法】　将白扁豆、葛根粉同入砂锅,加水煎煮 2 次,每次 30 分钟,过滤,去渣,合并 2 次滤汁,与豆浆充分混合均匀,再回入砂锅,小火煨煮 10 分钟即成。

【用　法】　每日早晚分食。

【功　用】　清暑化湿,生津润燥,止渴降糖。适用于糖尿病、高血压病、冠心病等。

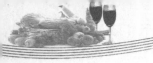

 蚕豆花茶

【组　成】　干蚕豆花 15 克,绿茶 3 克。

【制　法】　将蚕豆花、绿茶一同放入茶杯中,加入沸水冲泡,加盖闷 15 分钟。

【用　法】　代茶饮,一般冲泡 3～5 次。

【功　用】　平肝降压,清热凉血。适用于高血压病。对肝火亢盛出现头痛面红、目赤及合并眼底出血的高血压病患者尤为适宜。

 二号降压茶

【组　成】　冰糖 50 克,食醋 100 毫升。

【制　法】　将冰糖放入食醋中溶化。

【用　法】　每次 10 毫升,每日 3 次,饭后服用。溃疡病和胃酸过多者不宜服用。

【功　用】　去瘀生新,消食健胃,补中益气。适用于高血压病偏于阴虚和血脉瘀滞者。

 枸杞二花茶

【组　成】　枸杞子 10 克,菊花 3 克,密蒙花 3 克。

【制　法】　将枸杞子洗净,与菊花、密蒙花同入杯中,用沸水冲泡,加盖闷 10 分钟。

【用　法】　代茶频饮,一般可冲泡 3～5 次。

【功　用】　养阴平肝,降火安神。适用于高血压病等心脑血管病。

 瓜皮牛膝饮

【组　成】　西瓜皮、冬瓜皮各 30 克,牛膝 15 克。

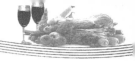

【制　法】　将西瓜皮、冬瓜皮、牛膝洗净，放入砂锅中，加适量水，煎汤取汁。

【用　法】　代茶饮，每日 2～3 次。

【功　用】　清热降压。适用于高血压病等心脑血管病。

 ## 槐花茶

【组　成】　鲜槐花 15 克。

【制　法】　将槐花洗净，放入茶杯中，用开水浸泡，加盖闷 30 分钟即成。

【用　法】　代茶饮，每日 1 剂。

【功　用】　降压降脂。适用于高血压病。

 ## 菊花茶

【组　成】　白菊花 3 克，绿茶 2 克。

【制　法】　将菊花、绿茶一同放入茶杯中，加开水冲泡。

【用　法】　代茶饮用，夏日宜多饮。胃寒便泄者忌用，冬季不宜用。

【功　用】　清肝熄风明目。适用于高血压病、脑卒中后遗症等。

 ## 菊花苦丁茶

【组　成】　菊花 20 克，苦丁茶 15 克。

【制　法】　将菊花和苦丁茶晒干搓碎，每次取 5 克，放入茶杯中，用沸水冲泡，加盖闷 10 分钟。

【用　法】　代茶饮。

【功　用】　清热败毒，清肝明目，降压降脂。适用于高血压病等心脑血管病。

菊花龙井茶

【组　成】　菊花 10 克，龙井茶 3 克。

【制　法】　将菊花、龙井茶放入茶杯中，加入沸水冲泡，加盖闷 10 分钟。

【用　法】　代茶频饮，每日 1 剂。

【功　用】　疏散风热，清肝明目。适用于早期高血压病等。

菊花罗汉果饮

【组　成】　菊花、罗汉果、普洱茶各等份（或各 6 克）。

【制　法】　以上 3 药共研成粗末，用纱布袋（最好是滤泡纸袋）分装，每袋 20 克。

【用　法】　每次 1 袋，以沸水冲泡，不拘时频频饮之。

【功　用】　降压，消脂，减肥。适用于高血压病等心脑血管病。

菊槐茶

【组　成】　菊花 3 克，槐花 3 克，绿茶 3 克。

【制　法】　将菊花、槐花、绿茶一同放入茶杯中，加入沸水冲泡，加盖闷 15 分钟。

【用　法】　每日代茶频饮。

【功　用】　清热散风，降压。适用于高血压病等心脑血管病。

菊槐龙胆茶

【组　成】　菊花 6 克，槐花 6 克，龙胆草 10 克，绿茶 6 克。

【制　法】　将菊花、槐花、龙胆草、绿茶一同放入茶杯中，加入沸水冲泡，加盖闷 15 分钟。

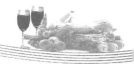

【用　法】　代茶饮。

【功　用】　清热明目,凉血止血,降压降脂。适用于高血压眩晕等。

 ## 决明菊花饮

【组　成】　决明子 30 克,野菊花 12 克。

【制　法】　将决明子、野菊花制成粗末,沸水冲泡。

【用　法】　代茶饮,每日 1 剂。

【功　用】　平肝潜阳,降压。适用于高血压病头痛。

 ## 苦　菊　饮

【组　成】　鲜芹菜 250 克,鲜苦瓜、菊花各 10 克。

【制　法】　上 3 味加水煎约 20 分钟。

【用　法】　每日 1 剂,代茶频饮。

【功　用】　清热降糖,降压消脂。适用于糖尿病、高血压病。

 ## 莲子核桃饮

【组　成】　莲子 100 克,核桃仁、山楂各 50 克,甜杏仁 15 克,冰糖 10 克。

【制　法】　核桃仁、甜杏仁用沸水浸泡,去皮;山楂切片;冰糖打成屑。将莲子、核桃仁、山楂片、杏仁、冰糖屑一同入锅,加水适量,中火煮沸,用小火炖煮 20 分钟即成。

【用　法】　每日 1 次,当早餐食用。

【功　用】　补气血,降血压,护心脑。适用于高血压病等心脑血管病。

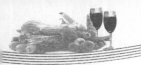

 ## 罗布麻降压饮

【组　成】　罗布麻叶 500 克,茉莉花适量。

【制　法】　将洁净的罗布麻叶加温水 1 倍量,浸润 12～21 小时(夏天置低温处),搓成条状,低温干燥即成。再将干燥的罗布麻叶与茉莉花同置于密闭容器中,熏 24 小时后将茉莉花弃去,放置低温容器中(50℃～60℃)烘 5～10 分钟(烘去茉莉花带入的微量水分)分装于滤泡纸袋,每份4.4 克,放在干燥处存放。

【用　法】　每日 1 袋,以沸水冲泡 10 分钟,不拘时代茶饮。

【功　用】　清火降压,强心利尿。适用于高血压病等心脑血管病。

 ## 平肝清热饮

【组　成】　龙胆草 1.5 克,醋柴胡 3 克,川芎 5 克,甘菊 3 克,生地黄6 克。

【制　法】　将龙胆草、醋柴胡、川芎、甘菊、生地黄共为粗末,放入锅中,加水煎汤,去渣取汁。

【用　法】　代茶饮,每日 1 剂。

【功　用】　清肝利胆。适用于早期高血压病等。

 ## 杞菊饮

【组　成】　枸杞子 20 克,菊花 6 克,决明子 30 克。

【制　法】　将枸杞子、菊花、决明子一同放入杯中,加入沸水冲泡,加盖闷 15 分钟。

【用　法】　代茶饮,一般冲泡 3～5 次,每日 1 剂。

【功　用】　滋补肝肾,平肝明目。适用于肝肾阴虚、肝阳上亢之高血压病。

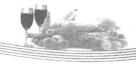

荠菜茶

【组　成】　荠菜(全草)30克。

【制　法】　将荠菜去杂,保留根、茎,洗净后晒干,切碎备用。每日2次,每次取30克(相当于鲜荠菜15克),放入大茶杯中,用沸水冲泡,加盖闷10分钟即可。

【用　法】　代茶频饮,饮完可继续加沸水,直至冲淡。

【功　用】　补脾益心,凉肝降压。适用于高血压病等心脑血管病。

青葙牛蒡饮

【组　成】　青葙子5克,牛蒡子10克,茺蔚子5克。

【制　法】　将青葙子、茺蔚子、牛蒡子一同放入茶杯中,加入沸水冲泡,加盖闷15分钟。

【用　法】　代茶饮,可冲泡3～5次。

【功　用】　清肝明目。适用于肝火亢盛之早期高血压病。

三宝茶

【组　成】　普洱茶、菊花、罗汉果各等份。

【制　法】　共研粗末,用纱布袋分装,每袋20克,沸水冲泡。

【用　法】　代茶频饮,每次1袋。

【功　用】　降血压,降血脂。适用于防治高血压病、高脂血症等。

三花饮

【组　成】　槐花10克,菊花5克,茉莉花1克。

【制　法】　将槐花、菊花、茉莉花一同放入茶杯中,加入沸水冲泡,加盖闷10分钟。

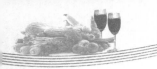

【用　法】　代茶饮,一般冲泡3～5次,每日1剂。

【功　用】　平肝降压,软化血管。适用于高血压病等心脑血管病。

桑菊银楂茶

【组　成】　桑叶10克,菊花15克,金银花15克,山楂15克。

【制　法】　将桑叶、菊花、金银花、山楂一同置于砂锅内,加适量水,熬煮取汁,连煎2次,然后取2次煎汁混合即成。

【用　法】　不拘时代茶饮服。

【功　用】　清热平肝,降压降脂。适用于高血压病等心脑血管病。

桑菊饮

【组　成】　桑叶6克,野菊花5克。

【制　法】　将桑叶研成粗末,与野菊花一同放入茶杯中,加入沸水冲泡,加盖闷15分钟。

【用　法】　代茶饮,可冲泡3～5次。

【功　用】　平肝明目,清肝泻火。适用于肝阳上亢、肝火亢盛之高血压病。

桑麻葵子饮

【组　成】　桑叶、黑芝麻各10克,向日葵子仁30克。

【制　法】　将桑叶、黑芝麻、向日葵子仁分别择洗干净,晒干或烘干,共研为细粉末,同放入砂锅,加水适量,煎2次,每次30分钟,合并2次滤汁,收贮备用。

【用　法】　每日早晚分饮。

【功　用】　疏风清热,祛瘀润肠。适用于高血压病、高脂血症、习惯性便秘、痔疮出血等。

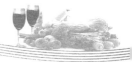

 桑葚枸杞饮

【组　成】　鲜桑葚 45 克,枸杞子 50 克。

【制　法】　鲜桑葚及枸杞子拣去杂质,洗净,一同放入锅内加水煮沸 30 分钟即成。

【用　法】　代茶饮。

【功　用】　滋补肝肾,平肝息风。适用于阴虚型骨质疏松症伴有高血压病者。

 山楂大青叶茶

【组　成】　山楂 30 克,当归 15 克,大青叶 30 克。

【制　法】　将洗净的山楂、当归、大青叶一同放入锅中,加水煎汤,去渣取汁即成。

【用　法】　上下午分饮。

【功　用】　滋阴养血,化瘀活血,清热解毒。适用于高脂血症、高血压病等。

 山楂银菊饮

【组　成】　山楂 10 克,菊花 10 克,金银花 10 克。

【制　法】　将山楂拍碎,然后与菊花、金银花一同放入锅中,加水煎汤,取汁。

【用　法】　代茶饮,每日 1 剂。

【功　用】　活血化瘀,散肿降脂,清热平肝。适用于高血压病、高脂血症等。

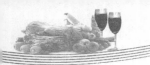

 ## 柿饼大枣山茱萸饮

【组　成】　柿饼 3 个,大枣 15 枚,山茱萸 10 克。

【制　法】　将柿饼、大枣洗净,放入温开水中浸泡 20 分钟,去柿核及枣核,切碎备用。将山茱萸洗净,放入砂锅,加水煎煮 2 次,每次 30 分钟,合并 2 次煎汁,再与柿饼、大枣同煮 20 分钟即成。

【用　法】　每日早晚分饮,饮时可一并嚼食柿饼、大枣。

【功　用】　补益肝肾,降压滋养。适用于高血压病等心脑血管病。

 ## 柿　茶

【组　成】　柿饼 5 个,茶叶 3 克,冰糖 15 克。

【制　法】　将柿饼洗净,去蒂,放入锅内,加水煮烂,再加入冰糖和茶叶即成。

【用　法】　上下午分饮。

【功　用】　理气润肺。适用于高血压病等心脑血管病。

 ## 柿叶茶

【组　成】　干柿叶 10 克(鲜品用 20 克),蜂蜜 5 克。

【制　法】　每年 5～8 月可直接收集柿叶,晒干后研成粗末备用。将柿叶末放入杯中,用沸水冲泡,加盖闷 10 分钟,加蜂蜜拌匀即成。

【用　法】　当茶频饮,一般冲泡 3 次,每日 1 剂。

【功　用】　平肝凉血,清火降压。适用于早期高血压病等。

 ## 五皮饮

【组　成】　桑白皮、生姜皮、大腹皮各 15 克,茯苓皮、白糖各 20 克,陈皮 6 克。

【制　法】　将桑白皮、生姜皮、大腹皮、茯苓皮洗净,放入砂锅,加清水 3 碗半,小火煮至 1 碗半,然后加入陈皮、白糖,再煮沸 3 分钟即可。

【用　法】　分 2 次服用。

【功　用】　健脾利水,行气消肿。适用于高血压病等心脑血管病。

 ## 西瓜皮茅根饮

【组　成】　赤小豆、西瓜皮、白茅根各 50 克。

【制　法】　将赤小豆淘洗净,西瓜皮、白茅根洗净后分别切碎。将赤小豆、西瓜皮、白茅根一同放入砂锅中,加入适量清水,先用大火煮沸,再转用小火煮 2 小时即成。

【用　法】　每日 1 次,连服 6～7 日。

【功　用】　清热生津,利水减肥。适用于高血压病、高脂血症。

 ## 西瓜藤竹叶饮

【组　成】　黄瓜藤、西瓜藤各 30 克,竹叶 10 克。

【制　法】　将黄瓜藤、西瓜藤、竹叶洗净,放入砂锅中,加适量水,煎汤取汁。

【用　法】　代茶饮,每日 2 次。

【功　用】　清热降压。适用于高血压病等心脑血管病。

 ## 香蕉茶

【组　成】　香蕉 50 克,茶叶、蜂蜜各适量。

【制　法】　将茶叶放入茶杯中,用开水泡好;香蕉研碎,加到等量茶水中,再加蜂蜜适量。

【用　法】　代茶温饮。

【功　用】　清热解毒,润肺滑肠,强心利尿,降血压。适用于高血压病、冠心病。

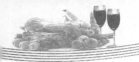

 ## 香蕉粉冲剂

【组　成】　香蕉1 000克,核桃仁100克。

【制　法】　将成熟香蕉拣杂,连皮及果柄用清水洗净,晒干或烘干,研成细粉备用。将核桃仁洗净,沥干,放入植物油锅中,炸成脆黄色,取出,控干,趁热研成粗粉状,与香蕉粉混合均匀,分成6份,贮入冰箱备用。

【用　法】　每日2次,每次取1份香蕉粉冲剂,用沸水冲泡后饮用。

【功　用】　补益肝肾,清热降压。适用于高血压病等心脑血管病。

 ## 香蕉绞股蓝茶

【组　成】　香蕉2根,绞股蓝15克。

【制　法】　将绞股蓝洗净,晒干或烘干,切碎,放入大盖杯中,用沸水冲泡2次,每次加盖闷15分钟,合并2次绞股蓝冲泡液备用;将香蕉捣烂如稀泥状,倒入绞股蓝冲泡液中,充分搅拌均匀。

【用　法】　上下午分饮。

【功　用】　防病强身,护脑健脑。适用于高血压病等心脑血管病。

 ## 香蕉皮茶

【组　成】　香蕉皮50克。

【制　法】　将香蕉皮洗净,放入砂锅中,加适量水,煎汤取汁。

【用　法】　代茶饮。同时每次吃1～2根香蕉,每日3次,连吃一段时间。

【功　用】　清热解毒,降脂降压。适用于高血压病、动脉硬化、胆固醇过高。

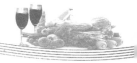

 香蕉芹菜饮

【组　成】　香蕉 250 克,芹菜 500 克,蜂蜜适量。

【制　法】　将香蕉去皮,切块,捣泥;芹菜洗净,切碎后捣烂,取汁,与香蕉泥一同倒入容器中,加凉开水搅拌,再放蜂蜜,拌匀即成。

【用　法】　每日早晚分饮。

【功　用】　降压解毒,润肠通便。适用于高血压病等心脑血管病。

 香蕉玉米须瓜皮饮

【组　成】　香蕉 3 个,玉米须 120 克,西瓜皮 400 克。

【制　法】　将上 3 味入砂锅,加入 8 碗水煎至 2 碗,加冰糖调味服。

【用　法】　代茶饮,连服 3 次。

【功　用】　平肝泄热,利尿润肠。适用于高血压病等心脑血管病。

 香蕉玉米须饮

【组　成】　玉米须 40 克,香蕉皮 40 克,冰糖适量。

【制　法】　将香蕉、玉米须放入砂锅中,加水 4 碗,煎至 1 碗半,加冰糖调味食用。

【用　法】　每日 1 剂,分 2 次服。

【功　用】　平肝,泄热,利尿,润肠。适用于肝阳上亢型高血压病,胃热烦渴等。

 洋莲糖茶

【组　成】　西洋参 4.5 克,莲子 10 枚,冰糖 20 克。

【制　法】　药材与水一同浸泡后,隔水蒸炖 1 小时左右,取出。

【用　法】　待温凉后喝汤或吃莲子,西洋参还可以重复用 1 次。

【功　　用】　健脾降压。适用于脾虚体弱的高血压病。

 ## 玉米须茶

【组　　成】　玉米须 30 克,茶叶 3 克。

【制　　法】　将玉米须、茶叶一同放入茶杯中,加入沸水冲泡,加盖闷 15 分钟。

【用　　法】　代茶饮,每日 1 剂。

【功　　用】　清热,利尿,降压。适用于高血压病等心脑血管病。

 ## 月季花饮

【组　　成】　月季花 15 克。

【制　　法】　月季花用开水泡 10 分钟即成。

【用　　法】　代茶饮,每日 1 剂。

【功　　用】　降血压。适用于高血压病等心脑血管病。

草菇茶

【组　　成】　草菇 25 克,红茶 5 克,白糖适量。

【制　　法】　将草菇洗净,晒干后粉碎,与红茶混匀。每次饮用前将草菇红茶粉放入茶杯中,加开水冲泡,加糖调味。

【用　　法】　代茶饮,每日 1 剂。

【功　　用】　降压降脂,防老抗衰。适用于高脂血症、高血压病。

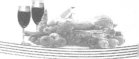

（三）米 粥 方

 百合玉竹粥

【组　成】　百合 20 克，玉竹 20 克，粳米 100 克。

【制　法】　把百合洗净，撕成瓣状；玉竹切成 4 厘米段；粳米淘洗干净。把百合、玉竹放入锅内，加入粳米，水 1 000 毫升，置大火上煮沸，用小火煮 45 分钟即成。

【用　法】　每日 1 次，当早餐食用。

【功　用】　滋阴润燥，生津止渴。适用于心肝失调型心脑血管病。

 拨 粥

【组　成】　薤白 15 克（鲜品 60 克），葱白 2 茎，面粉 150 克。

【制　法】　将薤白、葱白洗净，切碎，与面粉用冷水和匀后，调入沸水锅中煮熟即成。

【用　法】　日服 1 剂，分数次食用。

【功　用】　宽胸止痛，行气止痢。适用于心绞痛、心脑血管病。发热病人不宜服用。

 川贝雪梨粥

【组　成】　川贝母 12 克，雪梨 1 只，粳米 50 克。

【制　法】　把川贝洗净，去杂质；雪梨洗净，去皮和核，切成 1 厘米见方的小块；粳米淘洗干净。把粳米、川贝母、梨放入锅内，加水 500 毫升，置大火上，用大火煮沸，用小火再煮 40 分钟即成。

【用　法】　每天 1 次，当早餐食用。

【功　用】　清热止渴，祛痰化瘀。适用于痰瘀型心脑血管病。

川芎红花粥

【组　成】　川芎、红花各 6 克,粳米 100 克,白糖适量。

【制　法】　将川芎、红花煎汁,去渣,加入淘净的粳米和白糖共煮成粥。

【用　法】　每日 2 次,温热服。

【功　用】　行气活血,祛瘀止痛。适用于心脑血管病、心绞痛。阴虚火旺、肝阳上亢、出血性疾病者及孕妇忌用。

大麦糯米粥

【组　成】　大麦仁 270 克,糯米、红糖各 30 克。

【制　法】　将大麦仁淘洗干净,用水泡 2 小时备用。将锅置火上,加入水,下入大麦仁,用大火熬煮,待大麦仁开花,放入糯米,锅开一会儿,转小火熬煮至米烂粥稠,分盛碗内,撒上红糖即成。

【用　法】　每日早晚分食。

【功　用】　健脾益气,和胃宽肠,润肺生津。适用于高脂血症、心脑血管病。

大蒜粥

【组　成】　紫皮大蒜 30 克,粳米 100 克。

【制　法】　紫皮大蒜去皮,放入沸水中煮 1 分钟后捞出。然后将淘洗干净的粳米放入煮蒜水中煮成稀粥,再将蒜重新放入粥内,混匀,煮成粥。

【用　法】　早晚温服。

【功　用】　活血化瘀降脂。适用于心脑血管病、高脂血病。

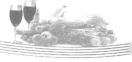

 丹参檀香粥

【组　成】　丹参 15 克，砂仁 3 克，檀香 6 克，粳米 50 克，白糖适量。

【制　法】　将丹参、砂仁、檀香煎取浓汁，去渣；将粳米煮粥，粥将熟时，再兑入药汁、白糖，稍煮 1～2 沸即可。

【用　法】　早晚温热服。

【功　用】　行气，化瘀，止痛。适用于气滞血瘀之心脑血管病、心绞痛。月经过多及咯血、尿血者慎用。

 丹参山楂粥

【组　成】　丹参 20 克，山楂 30 克，粳米 100 克，白糖适量。

【制　法】　将丹参、山楂放入砂锅煎取浓汁，去渣，加入粳米、白糖煮粥。

【用　法】　两餐间当点心服食，不宜空腹服，7～10 日为 1 个疗程。

【功　用】　健脾胃，消积食，散瘀血。适用于心脑血管病、心绞痛、高血压病、高脂血症等。

 丹参红枣粥

【组　成】　丹参 30 克，大枣 3 枚，糯米 50 克，红糖适量。

【制　法】　将丹参水煎取浓汁，去渣，加入糯米、大枣和适量水，如常法煮成稠粥，加红糖适量。

【用　法】　每日 2 次，温热服食，10 日为 1 个疗程，隔 3 日再服。

【功　用】　活血祛瘀。适用于心脑血管病、心肌梗死。

 党参桂花粥

【组　成】　党参 30 克，桂花 9 克，素馨花 6 克，粳米 50 克。

【制　法】　将桂花、素馨花焙干,研细末;党参、白米煮粥,粥成时入两花末,微沸片刻即成。

【用　法】　每日食用1次。

【功　用】　祛寒通阳,宣痹止痛。适用于寒凝心脉型心脑血管病。症见猝然心痛如绞,心痛彻背,背痛彻心,遇寒痛甚,气短自汗,面白,手足不温,舌淡红,苔白,脉紧。

 ## 豆腐芹菜粟米粥

【组　成】　豆腐60克,芹菜50克,粟米150克,食盐适量。

【制　法】　将芹菜洗净,切碎;淘洗干净的粟米放入砂锅中,加清水适量,用大火煮开,再用小火煮成粥,调入切成小丁的豆腐和芹菜末,继续煨煮5分钟,加食盐调味即成。

【用　法】　每日早晚分食。

【功　用】　清热解毒,平肝降压,降糖降脂。适用于高血压病、心脑血管病、糖尿病、高脂血症等。

 ## 豆浆花生粥

【组　成】　豆浆500克,花生仁、粳米各50克,白糖或食盐适量。

【制　法】　将花生仁、粳米洗净,与豆浆一起放入锅中,可酌情加适量清水,煮粥,调入白糖或食盐。

【用　法】　每日1剂,早晚餐温热食用。

【功　用】　补虚润燥,降压降脂。适用于高血压病、高脂血症、心脑血管病。

 ## 豆浆粥

【组　成】　豆浆500克,粳米50克,食盐适量。

【制　法】　将豆浆与淘洗干净的粳米一同放入砂锅中,用大火煮开

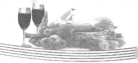

后转用小火熬煮成稀粥,以表面有粥油为度,加入食盐即成。

【用　法】　每日早晚餐温热服用。

【功　用】　补虚润燥,利咽止咳。适用于心脑血管病。

　　二 红 粥　　

【组　成】　红花 6 克,大枣 6 枚,红糖 20 克,粳米 100 克。

【制　法】　把红花洗净,大枣去核,洗净,粳米淘洗干净。把粳米、红花、大枣、红糖同放电饭煲内,加水 1 000 毫升,如常规将粥煲熟即成。

【用　法】　每日 1 次,早餐食用,每次食用 50 克。

【功　用】　活血化瘀。适用于瘀阻心络型心脑血管病。

　　茯苓五味粥　　

【组　成】　茯苓 10 克,五味子 6 克,粳米 100 克。

【制　法】　把粳米淘洗干净,茯苓打成细粉,五味子洗净。把粳米放入电饭煲内,加入茯苓粉、五味子及水 1 500 毫升,如常规将粥煮熟即成。

【用　法】　每日早晚餐食用。

【功　用】　除湿健脾,滋养心气。适用于心气不足型心脑血管病。

　　腐竹白果粥　　

【组　成】　腐竹 100 克,白果 15 克,粳米 100 克。

【制　法】　将白果去壳、心,洗净;腐竹泡发,洗净,切碎。粳米去杂,洗净,放入锅内,加入适量水,放入白果、腐竹,一同煮成粥,出锅即成。

【用　法】　每日早晚分食。

【功　用】　清热润肺,补气止咳。适用于心脑血管病等。

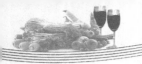

腐竹豌豆粥

【组　成】　水发腐竹 150 克,豌豆 50 克,大枣 15 枚,粳米 100 克。

【制　法】　将水发腐竹切成 1 厘米长的小段,放入碗中备用。将大枣拣净,用清水冲洗后,与淘净的豌豆同入砂锅,加水煨煮至豌豆熟烂,加入淘净的粳米,拌匀,继续煨煮成稠粥,加腐竹小段,用小火煮沸即成。

【用　法】　每日早晚分食。

【功　用】　补气和胃降压。适用于高血压病、心脑血管病。

葛根粉粥

【组　成】　葛根粉 30 克,粳米 50 克。

【制　法】　将葛根切片,水磨澄取淀粉,粳米浸泡一宿,同入砂锅,加水 500 毫升,用小火煮至粥稠即成。

【用　法】　稍温服食。

【功　用】　清热除烦,生津止渴。适用于心脑血管病。

枸杞子粥

【组　成】　枸杞子 20 克,白糖适量,糯米 50 克。

【制　法】　将枸杞子、白糖与淘洗干净的糯米一同放入砂锅,加水 500 毫升,用大火煮开后转用小火熬煮,待粥稠时再焖 5 分钟即成。

【用　法】　每日早晚温服,可长期服用。

【功　用】　养阴补血,益精明目。适用于心脑血管病、糖尿病、高脂血症、脂肪肝等。有外感邪热和脾虚湿盛时不宜服用。

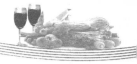

 ## 瓜蒌薤白半夏粥

【组　成】　瓜蒌 12 克,薤白、制半夏各 10 克,粳米 50 克,白糖适量。

【制　法】　将瓜蒌、薤白、半夏煎取浓汁,去渣,加入洗净的粳米共煮粥,待粥将熟时,加入白糖,稍煮即可。

【用　法】　每日 2 次,早晚温热服。

【功　用】　通阳散结,行气化瘀。适用于心脑血管病等。温燥、内热盛者不宜用。

 ## 桂枝人参粥

【组　成】　桂枝 6 克,红参 6 克,当归 3 克,甘草 3 克,大枣 6 枚,粳米 100 克,红糖 20 克。

【制　法】　把桂枝、当归、甘草放入炖杯内,加清水 50 毫升,用中火煎煮 25 分钟,除去药渣,留汁待用;红参切片,大枣去核,放入电饭煲内。米淘洗干净,同药汁一同放入电饭煲内,再加水 1 200 毫升,把粥煲熟,加入红糖拌匀即成。

【用　法】　每日 1 次,当早餐食用。

【功　用】　祛寒补血,宣痹通阳。适用于血虚寒闭型心脑血管病。

 ## 何首乌大枣粥

【组　成】　制何首乌 60 克,大枣 6 枚,粳米 100 克。

【制　法】　将制何首乌入砂锅(勿用铁锅)煎取浓汁,去渣,与粳米、大枣煮粥,粥煮好后加冰糖少量。

【用　法】　每日 2 次服食。

【功　用】　滋养心阴,活血清热。适用于心阴虚型心脑血管病。症见心胸疼痛时作,或兼胸闷,心悸怔忡,心烦不寐,头晕,盗汗,咽干,或有面颧潮红,手足心热,舌质红,苔少,脉细数。

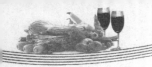

 黑木耳水果粥

【组　成】　粳米、粟米各 50 克,黑木耳 20 克,苹果 1 个,香蕉 2 个,白糖适量。

【制　法】　黑木耳泡发,择洗干净,切小块;将苹果洗净,削去皮,挖掉核,切成小方块;香蕉剥去皮,切成小段。粳米、粟米洗净,放入锅内,加适量水,置于大火上煮沸,改用中火熬成粥;黑木耳块、苹果块、香蕉段、白糖放入熬好的粥中搅拌均匀,煮至沸,即可将锅离火。

【用　法】　当早餐或晚餐食用。

【功　用】　活血通脉。适用于心脑血管病等。

 花生大枣粟米粥

【组　成】　花生仁 50 克,大枣 15 枚,粟米 100 克,红糖 10 克。

【制　法】　将花生仁洗净,晒干或烘干,入锅小火翻炒至熟,出香,研成细末备用。将大枣洗净,放入清水中浸泡片刻,与淘洗干净的粟米同入砂锅,加水适量,大火煮沸,改用小火煨煮至粟米酥烂,粥将成时调入花生细末及红糖,拌和均匀即成。

【用　法】　每日早晚分食。

【功　用】　解毒润肺,补虚降脂。适用于高脂血症、心脑血管病。

 花生葛根粉粥

【组　成】　葛根粉(将葛根切片,水磨,澄清,取淀粉)30 克,花生仁、粳米各 50 克。

【制　法】　将葛根粉置入碗内,倒入适量清水,调成糊。将花生仁、粳米浸泡一夜,洗净,同入锅中,加水适量,大火煮开,改用小火煮至花生仁、粳米熟烂粥稠,调入葛根粉糊,煮开即成。

【用　法】　随量温热食用。

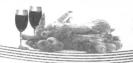

【功　用】　降压降脂。适用于高血压病、心脑血管病、心绞痛、糖尿病等。

花生竹沥粥

【组　成】　竹沥水 50 毫升,花生仁 50 克,粳米 50 克。

【制　法】　将花生仁、粳米洗净,入锅,加水适量,煮为稀粥,加入竹沥水,再煮 2～3 沸。

【用　法】　每日 1 剂,温热少量多次食用。

【功　用】　清热化痰,降压降脂,养心护脑。适用于高血压病、高脂血症、心脑血管病。

淮山萝卜粥

【组　成】　淮山药 12 克,白萝卜 100 克,粳米 50 克。

【制　法】　把萝卜洗净,切 3 厘米见方的块,粳米淘洗干净,与淮山药片、萝卜块同放入锅内,加水 1 000 毫升,置大火上煮沸,再用小火煮 45 分钟即成。

【用　法】　每日 1 次,早餐食用。

【功　用】　生津,祛痰,活血,化瘀。适用于痰瘀内滞型心脑血管病。

淮山薏苡仁萝卜粥

【组　成】　淮山药 30 克,薏苡仁 30 克,萝卜 100 克,粳米 100 克。

【制　法】　萝卜煮熟绞取汁,加薏苡仁、淮山药、粳米及适量水煮粥。

【用　法】　每日早晚食用。

【功　用】　化痰宣痹通阳。适用于痰浊闭阻型心脑血管病。症见胸闷,时有心痛,体胖多痰,肢体困重,眩晕心悸,舌胖淡,苔厚浊腻,脉弦滑。

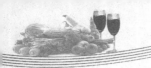

 ## 黄豆山楂粥

【组　成】　黄豆 75 克,山楂 50 克,粳米 100 克。

【制　法】　将黄豆用清水浸泡 10 小时;山楂洗净,去核备用。将粳米洗净,与泡好的黄豆、山楂一同放入锅内,加入适量清水,用大火煮沸,转小火熬煮至米黏、豆烂即成。

【用　法】　早晚分食。

【功　用】　益气活血,祛脂减肥。适用于高脂血症、心脑血管病。

 ## 加味桃仁粥

【组　成】　桃仁 15 克,生地黄 30 克,粳米 100 克,桂心 3 克,生姜 2 片。

【制　法】　将桃仁去皮尖;桂心研末;用适量白酒将生地黄、生姜和桃仁绞取汁。先用适量的清水煮米粥,待沸后下药汁,煮至粥熟,调入桂心末即成。

【用　法】　空腹食用。

【功　用】　活血化瘀,理气温经,通阳宣痹。适用于心脑血管病、心绞痛。

 ## 姜桂薤白粥

【组　成】　干姜 3 克,薤白 9 克(鲜者均加倍),葱白 2 茎,粳米 100 克,肉桂末 0.5 克。

【制　法】　将干姜、薤白、葱白洗净,切碎,与粳米同煮为粥,撒入肉桂末。

【用　法】　每日服 1～2 次。

【功　用】　助阳宽胸,行气散瘀。适用于心脑血管病证属阳虚或寒凝者。

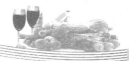

 金饼粥

【组　成】　金橘饼 100 克,粳米 100 克,白糖适量。

【制　法】　将金橘饼切碎;粳米淘洗干净。锅上火,放入清水、粳米,大火煮沸后,改用小火煮至成粥,再加入橘饼粒、白糖,略煮即可食用。

【用　法】　每日早晚餐食用。

【功　用】　健胃消食,下气宽中,润肺化痰。适用于心脑血管病、高血压病等。

 金樱子粥

【组　成】　金樱子 30 克,白糖 15 克,粳米 100 克。

【制　法】　将金樱子洗净,加水煮汁约 30 分钟,去渣取汁,与淘洗干净的粳米一同煮粥,待粥熟时加入白糖即成。

【用　法】　每日服 1 剂,5～7 日为 1 个疗程。

【功　用】　益精髓,养气血。适用于心脑血管病等。

 菊花山楂粥

【组　成】　干菊花(去蒂)、山楂片各 10 克,粳米 50 克,冰糖适量。

【制　法】　将干菊花、山楂片研为粉末。将粳米淘净,与冰糖一起入锅中,加水 500 毫升,煮至米开而汤未稠时,调入菊花、山楂末,然后改小火煎煮片刻,粥稠停火,盖紧焖 5 分钟,待稍温服食。

【用　法】　每日 1～2 次。

【功　用】　降压降脂,活血化瘀。适用于高血压病、高脂血症、心脑血管病。

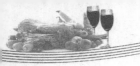

 花　粥

【组　成】　菊花 10 克,粳米 100 克。

【制　法】　于秋季霜降前采菊花去蒂,烘干或阴干后磨成粉备用;将淘洗干净的粳米入锅,加水 1 000 毫升,先用大火煮开,再转用小火熬煮成稀粥,待粥将成时调入菊花末,稍煮即成。

【用　法】　早晚餐食用。

【功　用】　散风热,清肝火,降血压。适用于高血压病、高脂血症、心脑血管病。平素脾弱便溏的老年人不宜多服。

 决明子莲子菊花粥

【组　成】　菊花 3 克,决明子 10 克,莲子 20 克,粳米、粟米各 30 克,冰糖适量。

【制　法】　将决明子洗净,泡软,与菊花一同水煎,去渣取汁,放入莲子、粳米、粟米煮粥,粥将熟时加入冰糖,冰糖溶化后,再煮沸即成。

【用　法】　晚餐食用,每日 1 次,连用 20 日。

【功　用】　清热解毒,降脂养心,熄风护脑。适用于高脂血症、高血压病、脑卒中、心脑血管病。

 葵子二仁粥

【组　成】　向日葵子 50 克,核桃仁、花生仁各 30 克,粟米 30 克。

【制　法】　将向日葵子剥去外壳,与核桃仁、花生仁分别洗净,晒干后共研为粗末备用。将粟米淘洗干净,放入砂锅内,加水适量,大火煮沸后,改用小火煮 1 小时,待粟米熟烂,呈开花状,调入葵花子仁、核桃仁、花生仁粗末,搅拌均匀,继续用小火煨煮至沸即成。

【用　法】　每日早晚分食。

【功　用】　补虚健脾,活血祛瘀。适用于糖尿病、心脑血管病、高脂血症、高血压病、习惯性便秘等。

 鲤鱼白菜粥

【组　成】　鲤鱼1条(约500克),白菜300克,粳米100克,食盐、味精、黄酒、葱花、生姜末各适量。

【制　法】　将鲤鱼去鳞、鳃及内脏,洗净;白菜择洗干净,切丝。锅置火上,加水煮开,放入鲤鱼,加葱花、生姜末、黄酒、食盐,煮至鱼肉极烂后,用汤筛过滤去刺,倒入淘洗干净的粳米和白菜丝,再加适量清水,转小火煮至粳米开花,调入味精,拌匀即成。

【用　法】　每日早晚分食。

【功　用】　利水消肿止渴。适用于心脑血管病、高血压病等。

 荔枝当归粥

【组　成】　荔枝50克,当归15克,粳米100克,红糖20克。

【制　法】　将当归用凉水浸泡,切片,入锅内加适量水煎煮30分钟,去渣取汁;荔枝剥壳,去核,浸入凉开水中。粳米淘净后,入锅加水适量,先用大火煮沸,再加当归煎汁、荔枝肉,改用小火煨煮至粥稠,调入红糖,拌匀即成。

【用　法】　每日早晚餐食用。

【功　用】　补血安神。适用于心脑血管病、失眠等。

 栗子豆粥

【组　成】　粳米、粟米各50克,栗子肉、花生仁、核桃仁、黄豆、绿豆、杏仁、青豆、山药、芋头(去皮)各20克。

【制　法】　小米及粳米淘洗干净;青豆、杏仁、黄豆、绿豆均洗净,放入碗内,加开水浸泡透发后,沥干水分;芋头、山药均切成小块;栗子肉洗净,切成丁;花生仁、核桃仁放入碗内,倒入白开水浸泡软,除去外皮。锅

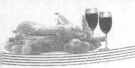

内放入水，投入黄豆、青豆、绿豆、杏仁，用大火煮开，改用小火煮约 30 分钟，至七八成熟时，下粳米、粟米、花生仁、核桃仁、芋头、山药块、栗子肉丁，再煮开后用小火熬煮 20 分钟，至米粒全部开花、汤汁变稠。

【用　法】　早晚餐食用，每日 1 剂。

【功　用】　强身健体，防病抗衰。适用于心脑血管病、脑血管病等。

 莲 肉 粥

【组　成】　莲子粉 15 克，红糖 10 克，糯米 50 克。

【制　法】　将莲子粉、红糖与淘洗干净的粳米一同入锅，加水 500 毫升，用大火煮开后转用小火熬煮至黏稠即成。

【用　法】　每日早晚空腹温服，四季可食。

【功　用】　补脾止泻，益肾固精，养心安神。适用于心脑血管病等。

 莲子海带粥

【组　成】　莲子 30 克，海带 20 克，粳米、粟米各 25 克。

【制　法】　海带洗净，切小块，与洗净后的莲子、粳米、粟米一同入锅，加水适量，煮成稀粥即成。

【用　法】　早餐或晚餐食用。

【功　用】　降脂养心，活血降压。适用于高脂血症、高血压病等心脑血管病。

 灵芝丹参粥

【组　成】　灵芝 30 克，丹参 5 克，三七 3 克，粳米 60 克，红糖或冰糖适量。

【制　法】　将灵芝、丹参、三七置砂锅内加水煎汁，去渣后加入粳米，小火煮粥，待粥熟加入适量红糖或冰糖，再煮 1～2 次。

【用　法】　每日 1～2 次，趁热食用。

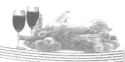

【功　用】　补益气血,活血通络。适用于心脑血管病等。

绿豆草莓粥

【组　成】　绿豆 100 克,草莓 75 克,粳米 100 克,白糖适量。

【制　法】　将绿豆放入清水中浸泡 4 小时;把草莓择洗干净,切成碎块。将粳米洗净,与泡好的绿豆一同放入锅内,加入适量水,置大火上煮至沸,转小火熬成黏稠粥,拌入草莓、白糖即成。

【用　法】　每日早晚分食。

【功　用】　清热消暑,润肺生津,健脾补血。适用于心脑血管病、高血压病等。

绿豆金银花粟米粥

【组　成】　绿豆、金银花各 60 克,陈皮 5 克,粟米 100 克,大枣 15 枚。

【制　法】　将金银花、大枣去杂,洗净,放入砂锅内,加清水适量,浸泡约 5 分钟;将陈皮去杂,洗净,晒干或烘干,研成细末备用。将绿豆、粟米去杂,淘洗干净后,放入浸泡金银花、大枣的砂锅中,再加清水适量,大火煮沸,改用小火煨煮 1 小时,待绿豆、粟米酥烂,调入陈皮细末,拌和均匀即成。

【用　法】　每日早晚分食。

【功　用】　清热消暑,活血散瘀,降压降脂。适用于高血压病、高脂血症、心脑血管病。

绿豆西瓜粥

【组　成】　粳米 120 克,绿豆 100 克,西瓜瓤 150 克。

【制　法】　将绿豆洗净,用清水浸泡 4 小时;西瓜瓤切成小丁。将粳米淘洗干净,与泡好的绿豆一同放入锅内,加入适量清水,大火煮沸后转

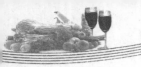

用小火熬至粥烂黏稠,拌入西瓜瓤,再煮至沸即成。

【用　法】　每日早晚分食。

【功　用】　清热利尿,消暑止渴,祛瘀降压。适用于高脂血症、心脑血管病、高血压病、习惯性便秘等。

 绿豆粥

【组　成】　绿豆 20 克,粳米 100 克。

【制　法】　将绿豆用温水浸泡 2 小时,再与淘洗干净的粳米一同入锅,加水 1 000 毫升,用大火煮开后转用小火熬煮成稀粥。

【用　法】　每日 1 剂,分数次食用。平素脾胃虚寒而腹泻者不宜服用。

【功　用】　清热解毒,解暑止渴,降压降脂。适用于高血压病、高脂血症、心脑血管病。

 麦麸陈皮粥

【组　成】　麦麸 30 克,陈皮 10 克,粟米 100 克。

【制　法】　将麦麸、陈皮去杂,晒干或烘干,研成细末待用。将粟米淘洗干净,放入砂锅内,加水适量,大火煮沸,改用小火煮 30 分钟,调入麦麸末、陈皮细末,拌和均匀,继续用小火煮至粟米酥烂、粥稠即成。

【用　法】　每日早晚分食。

【功　用】　健脾理气,和血降脂。适用于高脂血症、心脑血管病。

 麦麸花粉粥

【组　成】　麦麸 50 克,天花粉 10 克,大枣 15 枚,粟米 100 克。

【制　法】　将天花粉和大枣去杂,洗净;大枣去核,天花粉切片,晒干或烘干,共研成细末,与麦麸充分拌和均匀备用。将粟米淘洗干净,放入砂锅内,加水适量,用大火煮沸后,改用小火煮成稀粥,粥将成时,调入麦麸、天花粉末、大枣末,拌和均匀,继续用小火煮20分钟即成。

【用　法】　每日早晚分食。

【功　用】　补虚健脾,止渴解毒,降糖降脂。适用于糖尿病、高脂血症、心脑血管病、高血压病等。

 麦枣糯米粥

【组　成】　小麦100克,大枣15枚,糯米50克。

【制　法】　将小麦、大枣、糯米分别洗净,一同入锅,加水适量,先用大火煮开,再转用小火煮成稀粥。

【用　法】　每日早晚分食。

【功　用】　养心安神,除烦止渴。适用于糖尿病、失眠症、心脑血管病、习惯性便秘等。

 木耳猪肉粥

【组　成】　水发黑木耳100克,猪肉末50克,白菜心50克,虾米25克,食盐7克,味精2克,香油25克,粳米100克。

【制　法】　将黑木耳、白菜心洗净,切细丝;虾米洗净。炒锅上火,下香油,入白菜心、猪肉末、黑木耳煸炒,调入食盐和味精,盛入碗中;粳米淘洗干净入锅,加水煮粥,粥成后加入碗中的备料,调和即成。

【用　法】　每日服1剂,分数次食用。

【功　用】　凉血止血。适用于便秘、心血管病、高血压病、痔疮出血等。凡大便不实者不宜服用。

 皮蛋花生粥

【组　成】　皮蛋1个,花生仁50克,淡菜100克,粳米、食盐、味精各适量。

【制　法】　皮蛋去壳;皮蛋、花生仁、淡菜、粳米分别洗净,一同放入

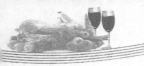
锅内,加入适量清水,共煮粥,粥成后撒入食盐、味精调味即成。

【用　法】　每日 1 剂,早晚餐温热食用。

【功　用】　除烦清火,降压护心。适用于高血压病、心脑血管病、心绞痛等。

 ### 荞麦花生大枣粥

【组　成】　荞麦 100 克,花生仁 50 克,大枣 15 个,冰糖适量。

【制　法】　将荞麦用清水浸泡过夜,次晨淘洗干净;花生仁、大枣洗净,用清水浸泡 1 小时。把荞麦、花生仁、大枣放入锅内,倒入适量清水,先用大火煮沸后,再改用小火煮至熟烂,加入冰糖调好口味。

【用　法】　早餐食用,每日 1 剂。

【功　用】　健脾养胃,清热降压,祛脂散瘀。适用于高血压病、心脑血管病、高脂血症。

 ### 荞麦莲子粥

【组　成】　荞麦 100 克,莲子 50 克,大枣 10 个,白糖适量。

【制　法】　将荞麦用清水浸泡过夜,次晨淘洗干净;莲子、大枣洗净,用清水浸泡 1 小时。把荞麦、莲子、大枣放入锅内,倒入适量清水,先用大火煮沸后,再改用小火煮至熟烂,加入白糖调好口味。

【用　法】　当早餐食用。

【功　用】　降脂护心,清热降压。适用于高血压病、心脑血管病、高脂血症。

 ### 茄 子 粥

【组　成】　紫茄 200 克,肉末 50 克,粳米 100 克。

【制　法】　将茄子洗净,切成丝,用沸水焯一下,沥去水备用;炒锅置火上,加植物油,烧至七成热时,加葱花、生姜末,煸炒出香,加肉末、黄

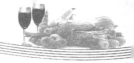

酒,熘炒至肉将熟时,加入茄丝翻炒片刻,离火待用。将粳米淘净,放入砂锅内,加水适量,煨煮成稠粥,粥将成时,拌入茄丝、肉末,加食盐、味精,再煮至沸即成。

【用　法】　每日早晚分食。

【功　用】　清热活血,利尿降压。适用于高血压病、心脑血管病。

青皮山楂粥

【组　成】　青皮 10 克,生山楂 30 克,粳米 100 克。

【制　法】　将青皮、生山楂分别洗净,切碎后一同放入砂锅,加适量水,浓煎 40 分钟,用洁净纱布过滤,去渣取汁待用。将粳米淘洗干净,放入砂锅,加适量水,用小火煨煮成稠粥,粥将成时兑入青皮、山楂浓煎汁,拌匀,继续煨煮至沸即成。

【用　法】　早晚餐分食。

【功　用】　活血化瘀。适用于心绞痛。

人参三七粥

【组　成】　白参 3 克,三七 3 克,粳米 60 克,白糖适量。

【制　法】　将白参、三七切片或打碎,与洗净的粳米同入砂锅煮粥,粥熟后放入白糖调匀。

【用　法】　每日早晚分服。

【功　用】　益气养血,活血祛瘀。适用于心脑血管病。实热证和湿热证不宜用。

人　参　粥

【组　成】　白参末 3 克,粳米 100 克,冰糖适量。

【制　法】　将白参末与洗净的粳米同入砂锅煮粥,粥熟后放入冰糖调匀。

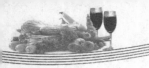

【用　法】　每日早晚餐食用。

【功　用】　大补元气，扶正固本。适用于心脑血管病等。

三七山楂粥

【组　成】　三七3克，山楂（连核）30克，粟米100克。

【制　法】　将三七洗净，晒干或烘干，研成极细末备用；将山楂洗净，切成薄片待用。将粟米淘洗干净，放入砂锅，加水适量，先用大火煮沸，加入山楂片，改用小火共煨至粟米酥烂、粥黏稠时调入三七粉，拌和均匀即成。

【用　法】　早晚2次分服。

【功　用】　消食导滞，化瘀降脂。适用于高脂血症、心脑血管病。

三仁粥

【组　成】　桃仁、枣仁、柏子仁各10克，粳米60克，白糖15克。

【制　法】　将桃仁、枣仁、柏子仁打碎，加水适量，置大火上煮沸30～40分钟，滤渣取汁，将粳米淘净入锅，倒入药汁，大火煮沸，小火熬成粥。

【用　法】　早晚餐食用。

【功　用】　活血化瘀，养心安神，润肠通便。适用于瘀血内阻型心脑血管病等。

山楂粥

【组　成】　鲜山楂50克，粳米100克。

【制　法】　将山楂洗净，去核，切成小丁，加糖渍30分钟，然后与淘洗干净的粳米一同放入砂锅中，加清水适量，用大火煮沸后转用小火熬成粥即成。

【用　法】　早晚餐食用。

【功　用】　健脾开胃，活血化瘀，消积减肥。适用于心脑血管病。

生 脉 粥

【组　成】　白参 6 克,丹参、麦冬各 15 克,五味子 10 克,粳米 100 克,白糖适量。

【制　法】　将麦冬、五味子、丹参洗净,煎取浓汁;白参切成薄片,与洗净的粳米同煮成粥,粥将熟时,兑入药汁、白糖,再煮 1～2 沸即可。

【用　法】　每日 2 次,温热服。

【功　用】　益气养阴,敛汗安神,活血化瘀。适用于心脑血管病等。

 ## 首乌百合粥

【组　成】　制何首乌 30 克,百合 30 克,枸杞子 9 克,大枣 6 枚,粳米 100 克,白糖适量。

【制　法】　先将制何首乌放入砂锅加水煎煮,去渣取浓汁,与洗净的百合、枸杞子、大枣、粳米共煮为粥,粥熟调入白糖。

【用　法】　早晚餐食用。

【功　用】　补气血,益肝肾。适用于心脑血管病偏阴虚者。

 ## 首乌红枣粥

【组　成】　何首乌 10 克,大枣 10 枚,党参 15 克,粳米 100 克,红糖 30 克。

【制　法】　把何首乌烘干,打成细粉;大枣去核,党参切片,粳米淘洗干净。把粳米、何首乌粉、大枣放入锅内,加水适量,再放入党参片。把锅置大火煮沸,再用小火煮 30 分钟后,下入红糖,拌匀,煮沸至粥熟即成。

【用　法】　每日 1 次,早餐单食,每次食 50 克。吃党参、大枣和粥。

【功　用】　补气血,益肝肾。适用于气血两虚型心脑血管病。

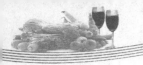

 首乌粥

【组　成】　制何首乌 20 克,粳米 100 克,冰糖适量。

【制　法】　制何首乌入砂锅煎取浓汁备用。将何首乌汁与粳米、冰糖同熬为粥。

【用　法】　早晚餐食用。

【功　用】　益肾补肝,降脂润肠。适用于高脂血症、高血压病等心脑血管病。

 太子参山芋粥

【组　成】　山芋 250 克,太子参 10 克,粳米 30 克,白糖 10 克。

【制　法】　将山芋洗净,去皮,切成薄片,与洗净的太子参、淘洗干净的粳米同入锅中,加水适量,用大火煮沸,改小火煨煮至粥稠,趁热加入白糖,搅匀,待糖溶化即成。

【用　法】　早晚分食。

【功　用】　补中益气,健脾和胃,宽肠通便。适用于气虚型心脑血管病。

 桃仁红枣粥

【组　成】　桃仁 6 克,大枣 6 枚,粳米 100 克。

【制　法】　把桃仁去皮尖,大枣去核,粳米淘洗干净。把粳米、红枣、桃仁同放锅内,加水 1 000 毫升,置大火上煮沸,用小火煮 45 分钟即成。

【用　法】　每日 1 次,早餐食用,每次吃 50 克粥。吃大枣喝粥。

【功　用】　补气血,通瘀阻。适用于心脑血管病。

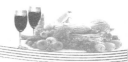

 ## 桃 仁 粥

【组　成】　桃仁 15 克,粳米 50 克,红糖适量。

【制　法】　将桃仁去皮尖,用清水研汁,再与淘洗干净的粳米及红糖一同入砂锅,加水煮成稀粥。

【用　法】　每日服 1 剂,5～7 日为 1 个疗程。

【功　用】　活血通经,止咳平喘。适用于心脑血管病等。孕妇及平素大便稀薄者不宜服用。

 ## 甜 浆 粥

【组　成】　鲜豆浆 500 毫升,粳米 60 克,冰糖适量。

【制　法】　将鲜豆浆放入铝锅内,粳米淘洗干净,和冰糖屑同放入豆浆里,加水适量,置大火上煮沸,再用小火熬煮至熟即成。

【用　法】　早晚餐食用。

【功　用】　健脾,养胃,润肺,补虚。适用于心脑血管病等。

 ## 西 瓜 仁 粥

【组　成】　西瓜子仁 50 克,糯米 100 克,大枣 15 枚。

【制　法】　将西瓜子仁洗净,加水捣烂,放入砂锅,加清水浓煎 30 分钟,过滤取汁备用。将大枣、糯米分别淘洗干净,一同放入砂锅,加水适量,煨煮成稠粥,粥将成时,兑入西瓜仁浓煎汁液,搅拌均匀即成。

【用　法】　每日早晚分食。

【功　用】　滋阴补虚,利尿降压。适用于高血压病、心脑血管病。

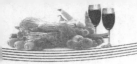

香菇火腿粥

【组　成】　水发香菇、冬笋、青豆各 25 克，熟火腿肉 50 克，黄酒 15 克，胡椒粉 2 克，香油 20 克，葱花 10 克，生姜末 5 克，肉汤 1 500 毫升，糯米 100 克。

【制　法】　将火腿肉、冬笋切成青豆大小。再将糯米淘洗干净，放入锅中，加入肉汤，上大火煮沸后加入火腿肉、冬笋、水发香菇、青豆、黄酒、葱、生姜等，再用小火熬煮成粥，调入胡椒粉、香油即成。

【用　法】　早晚分食。

【功　用】　滋润利肠，祛脂减肥。适用于高脂血症、高血压病等心脑血管病。

薤白粥

【组　成】　薤白 20 克，粳米 100 克。

【制　法】　将粳米淘净，薤白洗净，同粳米一起放入锅内，加适量清水，用中火煮至米烂成粥。

【用　法】　每日早晚温热服食。

【功　用】　宽胸止痛，行气散瘀。适用于心脑血管病、心绞痛等。有目疾患者忌服。

薤白山楂粥

【组　成】　薤白 9 克，山楂 12 克（鲜者均加倍），粳米 100 克。

【制　法】　将薤白、山楂洗净，与粳米同煮为粥。

【用　法】　温热服食，每日服 1～2 次。

【功　用】　活血化瘀，宽胸止痛。适用于心脑血管病胸闷、心前区疼痛明显者。

益母草汁粥

【组　成】　益母草汁 10 毫升,藕汁 40 克,生姜汁 2 克,生地黄汁 40 克,蜂蜜 10 克,粳米 100 克。

【制　法】　将粳米淘洗干净,放入锅中,加适量的水煮粥,待米熟时,加入益母草汁、藕汁、生姜汁、生地黄汁及蜂蜜,煮成稀粥。

【用　法】　温热食用。

【功　用】　养血滋阴活血。适用于高脂血症、高血压病等心脑血管病。

茵陈淡竹叶粥

【组　成】　茵陈 15 克,淡竹叶 10 克,粳米 100 克,冰糖适量。

【制　法】　将茵陈、淡竹叶洗净,加水 3 000 毫升煎煮约 20 分钟,去渣取汁,加入淘洗干净的粳米,再加适量的水,用大火煮开后转用小火熬煮成稀粥,可加适量冰糖调味。

【用　法】　每日早晚温热服用,10～15 日为 1 个疗程。

【功　用】　清热利湿,平肝化痰。适用于高血压病、心脑血管病。

银耳红枣粥

【组　成】　银耳 10 克,大枣 5 枚,粳米 100 克。

【制　法】　将银耳用凉水涨发,并洗净;将粳米、大枣淘洗干净,加水煮粥,煮至半熟时再加入发好的银耳,同煮至粥烂熟即成。

【用　法】　每日服 1 剂,温热食用。

【功　用】　滋阴润肺,养胃生津,益气止血,补脑强心。适用于高血压病、心脑血管病。

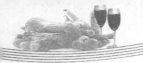

银菊双花粥

【组　成】　金银花6克,杭菊花6克,粳米100克。

【制　法】　将金银花和菊花焙干,研末备用;另将淘洗干净的粳米入锅,加水1000毫升,用大火煮开,再转用小火熬煮成粥,缓缓调入药末,稍煮即成。

【用　法】　每日服1剂,分数次食用。

【功　用】　清热解毒,祛湿止痢,清肝明目,降血压。适用于高血压病、血管病等。脾虚便溏者不宜服用。

玉米豆粉粥

【组　成】　玉米粉100克,黄豆粉15克。

【制　法】　在水快要煮开的时候,加入玉米粉及黄豆粉一起煮成粥。

【用　法】　趁微温时服用,每日1～3次。

【功　用】　益气和中,益肺宁心,开胃利胆,降压降脂。适用于高血压、高血脂、心脑血管病。要特别留意玉米粉的新鲜度,避免吃下玉米粉发霉后产生的致癌黄曲霉素。

玉米粉粥

【组　成】　玉米粉50克,粳米100克。

【制　法】　将玉米粉放入大碗内,加凉水调稀备用。再将粳米淘净,放入锅内,加适量清水,用大火煮沸后,改用小火煮至米熟九成时,将玉米粉浆倒入,边倒边搅,煮至米烂成粥即可。

【用　法】　每日2次,早晚餐服用。

【功　用】　降脂降压。适用于心脑血管病、心肌梗死等。

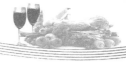

玉米山楂大枣粥

【组　成】　玉米 50 克,山楂片 10 克,大枣 15 枚,粟米 100 克,红糖 20 克。

【制　法】　将玉米去杂,洗净,用冷开水泡发,研成玉米浆备用。将粟米淘洗干净,放入砂锅,加水适量浸泡 30 分钟,与洗干净的大枣一起用中火煮沸,再调入玉米浆,拌和均匀,改用小火煨煮 1 小时,待粟米酥烂,粥黏稠时,调入捣烂的山楂片,继续用小火煨煮至沸,拌入红糖即成。

【用　法】　每日早晚分食。

【功　用】　调中开胃,补虚降脂。适用于高脂血症、高血压病等心脑血管病。

芝麻桑葚粥

【组　成】　黑芝麻 30 克,桑葚干 30 克,粳米 100 克。

【制　法】　将黑芝麻、干桑葚去杂,洗净后晒干或烘干,研成粉备用。将粳米淘净,放入砂锅加水适量,中火煮至粥将成时调入芝麻粉、桑葚粉,拌匀后改以小火煨煮 15 分钟即成。

【用　法】　每日早晚分食。

【功　用】　滋阴养血,补益肝肾,降压降脂。适用于高血压病、高脂血症、心脑血管病、习惯性便秘等。

大蒜粥

【组　成】　紫皮大蒜 30 克,粳米 100 克。

【制　法】　将大蒜去皮,洗净,放入沸水锅内,煮 2 分钟捞出。然后将淘净的粳米放入蒜水中,慢火煨煮成稀粥,再加大蒜煮至粥稠即可。

【用　法】　每日早晚各 1 次,空腹热食。10～15 日为 1 个疗程,间隔 8～6 日,再行第二疗程。

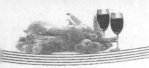

【功　用】　消炎杀菌,止泻利尿,降脂降压。适用于高血压病、高脂血症等。凡胃炎或胃及十二指肠溃疡患者不宜服食。

丹 参 粥

【组　成】　丹参30克,大枣3枚,糯米50克,红糖适量。

【制　法】　将丹参水煎,去渣取浓汁,入糯米、大枣,加水如常法煮成稠粥,加红糖适量调匀即成。

【用　法】　每日2次,温热服食,10日为1个疗程,隔3日再服。

【功　用】　活血祛瘀。适用于冠心病、高血压病。

淡菜皮蛋粥

【组　成】　淡菜50克,皮蛋1个,粳米50克,食盐、味精各适量。

【制　法】　皮蛋、淡菜、粳米分别洗净,一同加水煮粥,加食盐、味精调味即成。

【用　法】　每日早晚温热服用。

【功　用】　补益肝肾,益精血,除烦降火。适用于高血压病等心脑血管病。

(四)汤 羹 方

柏子仁猪心汤

【组　成】　柏子仁10克,大枣10枚,淮山药10克,猪心1只,黄酒10克,生姜5克,葱10克,食盐5克,鸡汤500毫升。

【制　法】　把柏子仁洗净,大枣去核,淮山药切片;猪心洗净,用沸水焯一下,捞起切片;生姜拍松,葱切花;把猪心片装入碗内,加入黄酒、生姜、葱、食盐腌渍30分钟。把鸡汤放入锅内,置大火煮沸,放入柏子仁、

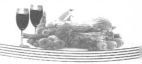

大枣、淮山药片,用小火煎煮25分钟,再放入猪心片,煮10分钟即成。

【用　法】　每日1次,食猪心30克,喝汤,吃大枣、淮山药片。

【功　用】　滋补气血,养心安神。适用于心气不足型心脑血管病。

 ## 蚕豆冬瓜皮汤

【组　成】　蚕豆250克,冬瓜皮100克。

【制　法】　将蚕豆、冬瓜皮洗净后一同放入锅中,加水煮熟即成。

【用　法】　每日早晚分食。

【功　用】　健脾消肿,清热祛风。适用于高血压病、心脑血管病、糖尿病等。

 ## 蚕　豆　羹

【组　成】　蚕豆60克,薏苡仁30克,红糖20克。

【制　法】　将蚕豆、薏苡仁分别淘洗干净,晒干或烘干,其研成细粉,与红糖拌和均匀,一分为二,分装在2个绵纸袋里,瓶装防潮备用。

【用　法】　每日2次,每次1包,用沸水冲泡,调拌成羹糊食用。

【功　用】　补益脾胃,清热利湿。适用于高脂血症、冠心病、高血压病。

 ## 草菇豆腐羹

【组　成】　嫩豆腐200克,面筋15克,水发草菇100克,熟笋50克,绿菜叶50克,食盐、味精、姜末、湿淀粉、香油、植物油各适量。

【制　法】　将嫩豆腐、面筋、熟笋分别切成小丁;水发草菇去杂,洗净,切成小丁;绿菜叶洗净,切碎待用。炒锅放油烧至八成热,下姜末炸锅,加入鲜汤、豆腐、草菇、面筋、笋丁,煮一会儿再加食盐、味精,大火煮沸后,加入绿菜叶,煮至主料入味,即用湿淀粉勾稀芡,淋上香油,出锅即成。

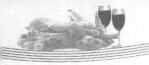

【用　法】　佐餐食用。

【功　用】　滋补养胃,降压降脂,化痰,抗癌。适用于高脂血症、高血压病、心脑血管病。

草菇豆腐汤

【组　成】　鲜草菇 100 克,豆腐 200 克,食盐、味精、葱花、香菜末、鲜汤、植物油各适量。

【制　法】　将草菇去杂质,洗净,撕成薄片;豆腐洗净,切成小块。汤锅洗净置火上,加油烧热,放入草菇煸炒片刻,加入鲜汤、豆腐块、食盐,煨煮至草菇、豆腐入味,撒上味精、香菜末、葱花即成。

【用　法】　佐餐食用。

【功　用】　祛脂减肥,补中益气,健脾养胃。适用于心脑血管病、高血压病、糖尿病、高脂血症等。

赤小豆酒酿羹

【组　成】　赤小豆、酒酿各 100 克,白糖 20 克。

【制　法】　将赤小豆去杂,洗净备用。取锅洗净,放入赤小豆和适量水,置大火上煮沸,再用小火将赤小豆焖烂搅匀,将白糖拌入赤豆糊中,待糖溶化后放入酒酿同煮至沸,盛出晾凉,放入冰箱熟食格中冰冻即成。

【用　法】　上下午分食。

【功　用】　清热利湿,消暑降压。适用于暑热症、高血压病、心脑血管病、高脂血症、肥胖症、营养不良性水肿等。

大黄莲枣苡仁羹

【组　成】　制大黄 5 克,莲子 30 克,大枣 10 枚,薏苡仁 50 克,红糖 20 克。

【制　法】　将制大黄洗净,切片后晒干或烘干,研成细末备用。将莲子、大枣、薏苡仁分别拣杂、洗净后,同放入砂锅,用温水浸泡30分钟,视水量可添加清水,和匀,大火煮沸后,改用小火煨煮至莲子、薏苡仁、大枣酥烂呈羹状,调入制大黄细末及红糖,搅拌均匀,再煮至沸即成。

【用　法】　早晚2次分服,或当点心,上下午随意服食,当日吃完。

【功　用】　清热解毒,攻积祛瘀,活血降脂。适用于高脂血症、心脑血管病。

 大枣香菇汤

【组　成】　大枣15枚,干香菇15个,生姜、植物油、黄酒、食盐、味精各适量。

【制　法】　将干香菇洗净泥沙;大枣洗净,去核;将清水、香菇、大枣、食盐、味精、黄酒、生姜片、植物油少许一起放入蒸碗内,盖严,上笼蒸60～90分钟,出笼即成。

【用　法】　佐餐食用。

【功　用】　益气活血。适用于高血压病、心脑血管病。

 大枣猪心汤

【组　成】　新鲜猪心1只,大枣20克,调料适量。

【制　法】　将猪心除去附着物,洗净,切片,与去核大枣、调味品共放于锅中,加水适量,炖煮成汤,约30分钟即可。

【用　法】　食猪心及大枣,饮汤,可分2次食用。

【功　用】　补血,养心,安神。适用于心血不足之心脑血管病。

 当归羊肉汤

【组　成】　羊肉500克,生姜25克,当归25克,桂皮、食盐各适量。

【制　法】　将羊肉洗净,切块;当归用纱布包好;生姜洗净,切片。3

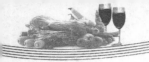

味与桂皮一同入锅,加入适量清水,用大火煮开后转用小水,炖至烂熟,加入食盐调味即成。

【用　法】　食肉喝汤。

【功　用】　温阳散寒,养血活血,补气生血。适用于心脑血管病患者。

党参佛手猪心汤

【组　成】　党参 15 克,佛手 10 克,猪心 1 只,菜心 100 克,黄酒 10 克,植物油 30 克,生姜 5 克,葱 10 克,食盐 5 克。

【制　法】　把党参润透,切片;佛手洗净,切片;猪心洗净,切片;生姜拍松,葱切段;菜心洗净,切 4 厘米长的段。把炒锅置中火上烧热,加入植物油,烧六成热时,下入生姜、葱炒香,加入鲜汤 500 毫升,煮沸后加入猪心、党参、佛手和食盐,煮 15 分钟,下入菜心煮沸 3 分钟即成。

【用　法】　每日 1 次,每次食猪心 20 克,吃菜心,喝汤。

【功　用】　宣痹通阳,化痰祛瘀。痰瘀型心脑血管病。

党参琥珀猪心汤

【组　成】　猪心 1 个,党参粉 5 克,琥珀粉 5 克。

【制　法】　将猪心腔内积血洗净,切小块,放入党参粉,琥珀粉,于砂锅内加水小火炖熟,调味即可。

【功　用】　补气养心,健脾。适用于心脾两虚型心力衰竭病人。

【用　法】　佐餐食。食肉喝汤。隔天 1 次,连服数剂。

二　黄　汤

【组　成】　黄精 10 克,黄豆 50 克,猪瘦肉 100 克,熟地黄 10 克,黄酒 10 克,食盐 2 克,生姜 5 克,葱 10 克,鸡汤 1 500 毫升。

【制　法】　把黄精切片,黄豆洗净;猪瘦肉洗净,切成 4 厘米见方块;

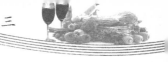

熟地黄切片,葱切段,姜拍松。把黄精、黄豆、瘦肉、熟地黄、黄酒、食盐、葱、生姜放入炖锅内,加入鸡汤,置大火上煮沸,再用小火煮1小时即成。

【用　法】　佐餐食用,吃黄豆、黄精、熟地黄、瘦肉,喝汤。

【功　用】　补中益气,养阴润肺。心气不足之心脑血管病。

粉葛鲫鱼汤

【组　成】　鲫鱼1条(重约350克),粉葛250克,食盐适量。

【制　法】　将粉葛撕去皮,洗净;鲫鱼剖净,装入煲汤袋中。将所有用料放入滚水煲内,大火煲滚后,改用小火煲约2小时,捞起鲫鱼袋,粉葛切片佐膳,下食盐调味即可。

【用　法】　佐餐食用。

【功　用】　解肌退热,柔筋止痛。适用于心绞痛、高血压病等心脑血管病。胃寒者不宜多饮。

腐皮香菇冬笋汤

【组　成】　干豆腐皮100克,香菇、冬笋各50克,味精、食盐、香油、植物油、鲜汤各适量。

【制　法】　将干豆腐皮上笼蒸软,切成菱形片;香菇用温水泡发,除去杂质,洗净,切成丝;冬笋切片待用。锅上火,放油烧热,随即加入鲜汤、味精、食盐、香菇丝、冬笋片、干豆腐皮煮开,去浮沫,起锅淋入香油即成。

【用　法】　佐餐食用。

【功　用】　清热利尿,补虚降脂。适用于糖尿病、心脑血管病、高血压病等。

附片山楂牛肉汤

【组　成】　熟附片15克,山楂20克,牛肉200克,黄酒10克,葱10

克,生姜5克,食盐5克,鲜汤1000毫升。

【制　法】　把附片洗净;山楂洗净,去核,切片;牛肉洗净,切成4厘米见方的块;葱切段,姜拍松;把牛肉、黄酒、葱、姜放在一个盆内,腌渍30分钟。附片放入炖锅内,加水100毫升,用大火烧沸,小火煮1小时后,加入牛肉、鲜汤在炖锅内,再用大火煮沸,小火炖煮1小时即成。

【用　法】　每日1次,每次食牛肉50克,喝汤。

【功　用】　回逆救阳,滋补气血。适用于心肌梗死、心脑血管病。

 ## 附片羊肉汤

【组　成】　制附片10克,羊肉200克,生姜5克,葱10克,胡椒3克,食盐5克。

【制　法】　将制附片用纱布袋装上扎口,先煮1小时待用;羊肉用清水洗净,入沸水锅,加姜、葱各一半,焯至羊肉断红色,捞出起锅剔去骨,沥干水分,切3厘米见方的块,再入清水中浸漂去血水,骨头拍破;生姜洗净,拍松;葱切段。锅中加入清水1000毫升,置于大火上,下入生姜、葱、胡椒、羊肉,再投入熟附片药袋和药液,先用大火加热30分钟,再改用小火炖煮1小时即成。

【用　法】　每日1次,吃羊肉、附片,喝汤。

【功　用】　温脾胃,补气血,温肾助阳,逐寒止痛。适用于血虚寒闭型心脑血管病。

 ## 海带萝卜汤

【组　成】　海带30克,白萝卜250克,食盐、味精、蒜、香油各适量。

【制　法】　将海带用冷水浸泡12小时,其间可换水数次,洗净后切成菱形片备用。将白萝卜放入冷水中浸泡片刻,反复洗净其外皮,连皮及根须切成细条状,与海带菱形片同放入砂锅,加水足量,大火煮沸后,改用小火煨煮至萝卜条酥烂,加食盐、味精、蒜末,拌匀,淋入香油即成。

【用　法】　佐餐食用。

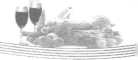

【功　用】　化痰补碘,祛脂减肥。适用于高血压病、心脑血管病。

海带薏苡仁蛋汤

【组　成】　海带 30 克,薏苡仁 30 克,鸡蛋 3 只,食盐、味精、胡椒粉、猪油各适量。

【制　法】　将海带洗净,切成条;薏苡仁去杂,洗净。将两物同入锅内,加水炖煮至熟烂,连汤备用;锅置大火上,放油烧热,将搅匀的鸡蛋炒熟,随即将海带、薏苡仁连汤倒入,加食盐、胡椒粉、味精调味即成。

【用　法】　佐餐食用。

【功　用】　乌发降脂,活血通络。适用于高血压病、心脑血管病。

海藻昆布汤

【组　成】　海藻 30 克,昆布 30 克,黑木耳 15 克,黄豆 200 克。

【制　法】　将海藻、昆布、黑木耳、黄豆洗净,放入锅中共炖煮,加少量调味品后服食。

【用　法】　佐餐食用。

【功　用】　活血通络。适用于心脑血管病。

黑豆柏子仁汤

【组　成】　黑豆 60 克,柏子仁 15 克,酸枣仁 10 克。

【制　法】　将黑豆、柏子仁洗净,与酸枣仁一同放入锅中,加水适量,煮至黑豆熟烂即成。

【用　法】　每日早晚分食。

【功　用】　滋阴补肾,宁心安神,润肠通便。适用于失眠症、心脑血管病、糖尿病、高血压病等。

黑豆狗肉汤

【组　成】　黑豆 60 克,大枣 15 枚,狗肉(经检疫合格)250 克,生姜丝、葱丝、食盐、花椒各适量。

【制　法】　将狗肉洗净,切成小块;黑豆淘洗干净。上两料与洗净的大枣一同放入锅中,加水煮沸,撇去浮沫,放入生姜、葱、食盐和花椒,用小火煨 2 小时至肉烂、豆熟离火即成。

【用　法】　佐餐食用。

【功　用】　滋阴补肾,祛风助阳。适用于心脑血管病、高血压病、糖尿病、阳痿、早泄、性欲低下等。

黑木耳桃仁汤

【组　成】　黑木耳 10 克,桃仁 12 克,牡丹皮 12 克,赤小豆 20 克。

【制　法】　将黑木耳、桃仁、牡丹皮、赤小豆洗净,放入锅中共炖煮,加水煎服。

【用　法】　佐餐食用,每日 1 剂。

【功　用】　活血化瘀,通脉宣痹。适用于瘀阻心脉型心脑血管病。症见心胸疼痛较剧,如刺如绞,胸闷,唇甲青紫,舌质紫暗,脉弦涩。

黑芝麻薏苡仁羹

【组　成】　黑芝麻、薏苡仁各 50 克,枸杞子 20 克。

【制　法】　将黑芝麻去杂,淘洗干净,晒干,放入铁锅,用小火或微火炒熟出香,趁热研成细末备用。将薏苡仁、枸杞子分别洗干净,同放入砂锅,加水适量,大火煮沸后改用小火煨 1 小时,待薏苡仁酥烂呈黏稠状时,调入黑芝麻细末,搅拌均匀即成。

【用　法】　每日早晚分食。

【功　用】　补虚润燥,生津明目,降糖降脂。适用于糖尿病、高脂血

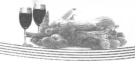

症、心脑血管病。

 红花鱼头豆腐汤

【组　成】　红花6克,鱼头(肥大者)1个,豆腐200克,白菜200克,黄酒10克,食盐5克,生姜5克,葱10克。

【制　法】　把鱼头洗净,去腮;红花洗净;豆腐切成4厘米见方的块;白菜洗净,切4厘米的段;生姜拍松;葱切段。把鱼头放炖锅内,加入红花、豆腐、白菜、黄酒、食盐、葱、生姜,加入鸡汤1 000毫升,把炖锅置大火上煮沸,再用小火煮50分钟即成。

【用　法】　每日1次,分2次服完,佐餐服用。

【功　用】　祛瘀通络,补气益血。适用于瘀阻心络型心脑血管病。

 红枣莲子燕窝羹

【组　成】　燕窝10克,大枣5枚,莲子15克,冰糖10克。

【制　法】　把燕窝用温水发透,用镊子夹去燕毛及杂质;大枣去核;莲子洗净,去心;冰糖打碎。把莲子、大枣、燕窝、冰糖同放蒸杯内,加入200毫升水,蒸1小时即成。

【用　法】　每日1次,每次1杯。

【功　用】　滋阴健脾,补气补血。适用于气血两虚之心脑血管病。

 黄芪桂枝鸡蛋汤

【组　成】　黄芪30克,桂枝10克,鸡蛋2个。

【制　法】　将黄芪与桂枝加水100毫升,煎煮15分钟,滤取药汁,再将鸡蛋打入药汁中,煮至鸡蛋熟即成。

【用　法】　将鸡蛋与药汁一同服下,每日1次,10日为1个疗程。

【功　用】　补气升阳,益气固表,发汗解肌。适用于气血不足型心脑血管病。

黄鱼海参羹

【组　成】　大黄鱼肉 125 克,泡发好的海参 60 克,火腿末 2 克,葱花 2 克,鸡蛋 1 个,肉汤 300 毫升,胡椒粉、香油、黄酒、味精、食盐、干淀粉各适量。

【制　法】　将火腿蒸熟,切成细末;将干淀粉加一倍的水调成湿淀粉;大黄鱼肉、海参洗净,切成 4 厘米宽、0.5 厘米长的厚片;鸡蛋打破后用筷子搅好备用。油锅加热,放入葱花,略煸,加进黄酒、肉汤、海参片和黄鱼肉片,再加上胡椒粉,煮开后取出葱段,加入味精和食盐,用湿淀粉勾芡,再将打好的鸡蛋慢慢地倾入,然后倒入碗中,淋上香油,撒上火腿末即成。

【用　法】　佐餐食用。

【功　用】　开胃,益气,补肾,填精。适用于心脑血管病、高血压病等。

 ## 鸡血豆腐汤

【组　成】　豆腐 300 克,熟鸡血 100 克,熟瘦肉、熟胡萝卜、水发黑木耳各 10 克,鸡蛋 1 个,鲜汤、香油、酱油、食盐、黄酒、葱花、湿淀粉各适量。

【制　法】　将豆腐、鸡血切成条;黑木耳、熟瘦肉、熟胡萝卜均切成粗细相等的丝。锅上火,放入鲜汤,下入豆腐条、鸡血条、黑木耳丝、熟瘦肉丝、熟胡萝卜丝,煮开后,撇去浮沫,加入酱油、食盐、黄酒,再煮沸后,用湿淀粉勾薄芡,淋入鸡蛋液,加入香油、葱花,盛入碗内即成。

【用　法】　佐餐食用。

【功　用】　养血活血,祛风降压。适用于高血压病、心脑血管病。

 ## 橘子山楂羹

【组　成】　橘子 300 克,山楂糕丁 40 克,桂花糖、白糖各适量。

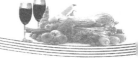

【制　法】　橘子去皮、子、橘络,切成丁,放在容器里。锅内放入水煮热,再放入白糖,待白糖汁沸时,撇去浮沫,将橘子丁放入锅内,撒上山楂糕丁及桂花糖,出锅即可。

【用　法】　佐餐食用。

【功　用】　润肺理气,活血化瘀,降脂降压。适用于心脑血管病等。

 ## 苦瓜猪肉汤

【组　成】　鲜苦瓜 200 克,猪瘦肉 100 克,食盐适量。

【制　法】　将苦瓜洗净,去瓤后切成块;猪瘦肉洗净,切成片。2 味一同放入锅内,加清水适量煨汤,肉熟后加入食盐调味即成。

【用　法】　佐餐食用。

【功　用】　清暑涤热,明目解毒,补益心脾。适用于高血压病、糖尿病、心脑血管病。

 ## 昆布海藻黄豆汤

【组　成】　昆布 30 克,黄豆 100 克,海藻 30 克。

【制　法】　将上物煮汤服,每日 2 次。

【用　法】　佐餐食用。

【功　用】　滋养心阴,活血清热。适用于心阴虚型心脑血管病。症见心胸疼痛时有发作,胸闷、心悸怔忡,心烦不寐,咽干口燥,舌质红,少苔,脉细数。

 ## 鲤鱼山楂鸡蛋汤

【组　成】　鲤鱼 1 条,山楂片 25 克,面粉 150 克,鸡蛋 1 个,黄酒、葱段、生姜片、食盐、白糖各适量。

【制　法】　将鲤鱼去鳞、鳃及内脏,洗净,切块,加入黄酒、食盐渍 15分钟;将面粉加入清水和白糖适量,打入鸡蛋搅和成糊;将鱼块下入糊中

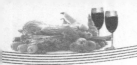

浸透,取出后粘上干面粉,下入爆过姜片的温油锅中翻炸3分钟,捞起;山楂片加入少量水,上火溶化,加入调料及生面粉少量,制成芡汁水,倒入炸好的鱼块煮15分钟,撒上葱段、味精即成。

【用　法】　佐餐食用。

【功　用】　开胃利水。适用于心脑血管病、高脂血症等。

荔枝银耳羹

【组　成】　荔枝30克,银耳20克,藕粉30克,白糖15克。

【制　法】　将荔枝去壳、核,放入凉水中洗净。银耳去杂后用凉水泡发,去蒂,与荔枝肉同入炖锅,加水适量,小火煨炖1小时,待汤黏稠时,加入用凉水调匀的藕粉、白糖,上小火搅拌均匀,直至成稠羹。

【用　法】　每日早晚分食。

【功　用】　润肺宁心和脾。适用于心脑血管病、失眠等。

栗子鸡汤

【组　成】　栗子肉50克,紫菜30克,鸡肉200克,生姜、葱、食盐、味精、植物油各适量。

【制　法】　把紫菜发透,洗净;栗子肉切开;鸡肉洗净,切成4厘米见方的块;生姜切末;葱切花。锅置大火上烧热,加入植物油,烧至六成热时,下入生姜、葱爆香,随即下入鸡肉,炒变色,加水适量,下栗子肉,煮30分钟,加入紫菜,再煮5分钟,加入食盐、味精调味即成。

【用　法】　每日1次,佐餐食用。

【功　用】　补气血,降血压。适用于心脑血管病等。

栗子山楂兔肉汤

【组　成】　栗子肉50克,山楂、山药各30克,枸杞子15克,兔肉500克,大枣4个,食盐、味精各适量。

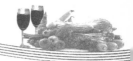

【制　法】　将栗子肉切开;将枸杞子、山楂、山药、大枣洗净;将兔肉洗净,切块,去油脂,用开水脱去血水。把兔肉、大枣、栗子肉、山楂、山药、枸杞子放入锅内,加清水适量,大火煮沸后,再用小火炖 2～3 小时,加食盐、味精调味即成。

【用　法】　随量食用,每日 1 剂。

【功　用】　益气补血。适用于高血压病、高脂血症、心脑血管病。

 ## 莲子三味汤

【组　成】　冬瓜皮 50 克,柚子核、莲子各 15 克。

【制　法】　将柚子核去壳,与冬瓜皮、莲子同煮汤。

【用　法】　代茶频饮,连饮数天。

【功　用】　降压降脂,活血化瘀,养心护脑。适用于高血压病、高脂血症、心脑血管病。

 ## 莲子香蕉羹

【组　成】　莲子 150 克,香蕉 500 克,核桃仁、花生仁各 50 克,冰糖适量。

【制　法】　香蕉剥去皮,切成 2 厘米的段。将莲子、核桃仁、花生仁洗净,一同入锅,加适量清水,煮至熟烂,将香蕉下入,放冰糖,微沸煮至冰糖溶化即成。

【用　法】　适量食用。

【功　用】　养心肾,通血脉,填精髓。适用于心脑血管病、高血压病等。

 ## 绿豆甘草大枣汤

【组　成】　绿豆 100 克,甘草 5 克,大枣 15 枚。

【制　法】　将甘草、大枣洗净,放入温开水中浸泡片刻;甘草切碎;

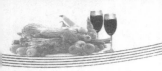

大枣去核备用。再将绿豆淘净,放入砂锅,加水适量,煨煮至熟烂,加入甘草、大枣,继续以小火煨煮30分钟即成。

【用　法】　每日早晚分食。

【功　用】　滋阴补虚,利水降压。适用于高血压病、心脑血管病。

 绿豆牛奶羹

【组　成】　绿豆粉100克,牛奶200克,蒲黄10克。

【制　法】　将绿豆粉用清水调成稀糊状,放入锅中,中火煨煮,边煮边调,使成绿豆羹糊状,兑入牛奶并加蒲黄,改用小火煨煮成稀糊状,用湿淀粉勾对成羹即成。

【用　法】　每日早晚分食。

【功　用】　补虚通脉,散瘀降脂。适用于高脂血症、心脑血管病、心绞痛等。

 马齿苋兔肉汤

【组　成】　鲜马齿苋120克,马兰头100克,兔肉250克,食盐、香油各适量。

【制　法】　将马齿苋、马兰头分别洗净,同入布袋。兔肉洗净,切块,与药袋一同入锅,加水适量,煮汤,加食盐调味,淋上香油即成。

【用　法】　佐餐食用。

【功　用】　清热利水,凉血补虚。适用于心脑血管病等。

 麦麸薏苡仁莲枣羹

【组　成】　麦麸、薏苡仁各50克,莲子20克,大枣15枚。

【制　法】　将麦麸放入炒锅内,微火反复炒香,研成细末。将薏苡仁、莲子、大枣用凉开水浸泡片刻。大枣去核后,与薏苡仁、莲子同入锅内,加水适量,先用大火煮沸,改小火煮至莲子熟烂,薏苡仁、大枣呈羹糊

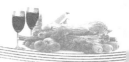

状,调入麦麸末,搅拌均匀即成。

【用　法】　每日早晚分食。

【功　用】　健脾利湿,养心益血,补虚抗癌。适用于高脂血症、心脑血管病、高血压病。

 妙香茯神汤

【组　成】　酸枣仁 12 克,茯神 10 克,猪瘦肉 50 克,鸡蛋 1 只,生粉 20 克,菜心 100 克,酱油 10 克,葱 10 克,姜 5 克,食盐 5 克,生植物油 50 克,鲜汤 600 毫升。

【制　法】　把茯神、酸枣仁去杂质;猪瘦肉洗净,切片;菜心洗净,切 4 厘米段;葱切花,姜切丝。把茯神、酸枣仁放炖杯内,加水 50 毫升,用中火煮 25 分钟,去渣,留汁待用;把猪肉放入碗内,加入生粉、药汁、鸡蛋、食盐、酱油、姜、葱,拌成稠汁待用。把锅置大火上烧热,加入植物油,烧六成熟时,下入姜、葱爆香,加入鲜汤煮沸,投入猪肉煮熟,加入菜心,断生即成。

【用　法】　每日 1 次,佐餐食用。

【功　用】　滋补气血,宁心安神,行气疏肝。适用于心肝失调多梦之心脑血管病。

 荠菜豆腐汤

【组　成】　嫩豆腐 200 克,荠菜 100 克,胡萝卜 25 克,水发香菇 25 克,熟竹笋 25 克,水面筋 50 克,食盐、味精、姜、湿淀粉、鲜汤、香油、植物油各适量。

【制　法】　将嫩豆腐、熟竹笋、水面筋分别切成小丁;水发香菇洗净,切成小丁;荠菜去杂,洗净,切成细末;胡萝卜洗净,入沸水锅中焯熟,捞出晾凉,切小丁。炒锅加油,烧至七成热,加入鲜汤、豆腐丁、香菇丁、胡萝卜丁、笋丁、面筋丁、荠菜末、食盐、姜末,煮沸后加入味精,用湿淀粉勾稀芡,淋上香油,出锅装入汤碗即成。

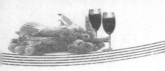

【用　法】　佐餐食用。

【功　用】　清热利水，降血压。适用于高血压病、高脂血症、心脑血管病。

人参瘦肉汤

【组　成】　白参9克，炙甘草3克，白术6克，姜10克，葱10克，黄酒10克，猪瘦肉200克，食盐2克，鸡汤1000毫升

【制　法】　把白参洗净，切片；炙甘草、白术、姜分别切片，葱切段；猪瘦肉洗净，切3厘米的块。把鸡汤放入炖锅内，加入猪瘦肉、黄酒、葱、生姜、食盐、白参、白术、甘草，用大火煮沸，再用小火炖煮1小时即成。

【用　法】　每日1次，每次吃猪肉50克，喝汤，吃白参。

【功　用】　补气血，温心阳。适用于心脑血管病等。

山楂葛根茯苓羹

【组　成】　山楂粉、葛根粉、茯苓粉各30克，粟米50克，红糖20克。

【制　法】　将粟米淘洗干净，放入砂锅，加足量水，大火煮沸后，改用小火煨煮30分钟，待粟米熟烂，调入茯苓粉、葛根粉、山楂粉，搅拌均匀，继续用小火煨煮15分钟，羹将成时，调入红糖，拌匀即成。

【用　法】　每日早晚分食。

【功　用】　清热解毒，行气散瘀，降脂降压。适用于高脂血症、高血压病等心脑血管病。

山楂红花汤

【组　成】　鲜山楂100克，红花6克，白糖适量。

【制　法】　将山楂洗净，去核。锅上火，加入清水、山楂肉、红花，用大火煮沸后，改用小火煮至熟烂，调入白糖即成。

【用　法】　上下午分饮。

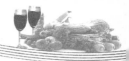

【功　用】　消食化积,活血化瘀。适用于心脑血管病等。

山楂山药羹

【组　成】　鲜山楂 100 克,山药 200 克,湿淀粉 30 克,鲜汤、食盐、味精、香油各适量。

【制　法】　将山楂去核,洗净,切成薄片;山药去皮,洗净,剖开,斜切成薄片。锅内加鲜汤、山药片、山楂片,煮开,撇去浮沫,放入味精、香油、食盐调味,用湿淀粉勾芡即成。

【用　法】　每日早晚分食。

【功　用】　健脾开胃,消食化积,降糖降脂。适用于糖尿病、心脑血管病、高脂血症等。

生姜当归羊肉汤

【组　成】　生姜 10 克,当归 6 克,羊肉 100 克,黄酒 10 克,葱 10 克,食盐 5 克。

【制　法】　把羊肉洗净,切成 4 厘米见方的块;当归洗净,切片;生姜洗净,切片。把羊肉、生姜、当归、黄酒、葱、食盐放入炖锅内,加水 1 000 毫升,用大火煮沸,再用小火炖煮 50 分钟即成。

【用　法】　每日 1 次,每次食羊肉 50 克,喝汤。

【功　用】　祛寒宣痹,滋补气血。适用于血虚寒闭型心脑血管病。

什锦牛肉黑木耳汤

【组　成】　葱头 1 个,牛肉、胡萝卜各 100 克,芹菜、西红柿、水发黑木耳各 50 克,白糖、食盐、味精、香油、大茴香、葱、生姜、蒜、香菜、黄酒各适量。

【制　法】　葱剥洗干净,切段;姜、蒜洗净,切片;葱头、胡萝卜、西红柿均洗净,切片;芹菜洗净,切段;水发黑木耳洗净,切块。将牛肉洗净,

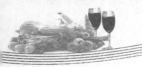

切块,放入锅内,加水适量,大火煮开,去血沫,加葱段、生姜片、蒜片、大茴香,改用微火煮至肉熟捞出,再将西红柿片、胡萝卜片、葱头片、芹菜段、黑木耳加入牛肉汤中,煮开后加入食盐、白糖、味精,搅拌均匀,最后将煮熟的牛肉放入,淋入香油即成。

【用　法】　佐餐食用。

【功　用】　补气益血。适用于高血压病、心脑血管病。

 ## 双 耳 汤

【组　成】　银耳10克,黑木耳10克,冰糖15克。

【制　法】　将银耳、黑木耳用温水泡发,并摘除蒂柄,除去杂质,洗净,再将银耳、黑木耳、冰糖和适量的清水一同放入碗中,上笼蒸约1小时,至黑木耳熟烂即成。

【用　法】　吃双耳,喝汤,每日2次。

【功　用】　滋阴润肺,和营止咳。适用于心脑血管病、高血压病等。

 ## 双菇竹荪汤

【组　成】　水发竹荪50克,水发香菇40克,鲜蘑菇40克,绿叶菜50克,西红柿50克,鲜汤、食盐、味精、生姜末、香油、植物油各适量。

【制　法】　将竹荪洗净,剪去两头,切成斜形块;蘑菇洗净,切成片;水发香菇洗净,切成片;西红柿去皮,切片;菜叶洗净,切片。炒锅置火上,放油烧至五成热,加入鲜汤、香菇、蘑菇、竹荪、西红柿,煮沸后再加食盐、味精、生姜末,待汤汁沸后投入菜叶,略烧一下,淋上香油,装入大汤碗中即成。

【用　法】　佐餐食用。

【功　用】　补益气血,健肌润肤。适用于心脑血管病、高脂血症等。

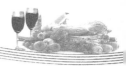

 丝瓜黑木耳鸡蛋汤

【组　成】　丝瓜 150 克,鸡蛋 1 个,海米 10 克,黑木耳 20 克,食盐、味精、香油、植物油、葱、姜、蒜各适量。

【制　法】　将鸡蛋液磕入碗内,打散;丝瓜洗净,刮去表皮,切丝;海米、黑木耳分别泡发,洗净,黑木耳切块;葱、姜、蒜分别去皮,洗净,均切成末。炒锅置火上放植物油,烧至六七成热时,放入葱、姜、蒜,出味后放丝瓜煸炒,加入黑木耳、海米和适量清水,煮沸后徐徐倒入蛋液,加食盐、味精煮开,淋上香油即成。

【用　法】　每日 1 次。

【功　用】　壮体防病,养心护脑。适用于心脑血管病等。

 素什锦菜汤

【组　成】　白萝卜 200 克,胡萝卜 100 克,黄瓜 100 克,鲜马蹄肉 30克,鲜芦笋 30 克,木耳、金针菜各适量,鲜蘑菇 20 克,酱油 10 克,食盐 3克,白糖 3 克,人造黄油 10 克,生粉 10 克,胡椒粉适量。

【制　法】　白萝卜、胡萝卜均去皮,削成球形,煮熟;黄瓜洗净,切成角块;马蹄肉切片;芦笋削去茎部硬皮,斜切成 3 厘米长段,用盐水焯熟;鲜蘑菇洗净,去蒂,切片;木耳发好,剪除硬蒂部;金针菜剪去蒂部,洗净。汤锅加水煮开,依次下马蹄、木耳、金针、蘑菇,滚约 10 分钟,然后下白萝卜、胡萝卜、黄瓜,煮开后下酱油、食盐、白糖、人造黄油、胡椒粉,湿淀粉勾芡,下芦笋即成。

【用　法】　佐餐食用。

【功　用】　宽中下气,健胃消食,生津润燥。适用于高血压病、高脂血症、心脑血管病。

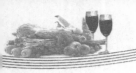

酸辣汤

【组　成】　豆腐 100 克,黑木耳 10 克,冬笋 20 克,胡萝卜 20 克,食盐、味精、醋、葱花、胡椒粉、湿淀粉、香油各适量。

【制　法】　将豆腐切成条,放入沸水锅中焯一下;将黑木耳用温水泡发,去杂质,洗净,撕成小片;胡萝卜、冬笋洗净,切丝。锅中加清水煮沸,投入黑木耳、笋片、胡萝卜,再沸时盛入装有葱花、胡椒粉的汤碗中,淋上香油即成。

【用　法】　佐餐食用。

【功　用】　清热解毒,补脾养胃,宽中润燥,化痰。适用于心脑血管病、高血压病、高脂血症等。

桃仁牛血汤

【组　成】　桃仁 10 克,牛血 200 克,食盐适量。

【制　法】　将新鲜牛血凝固后切成块,与桃仁一同放入锅中,加入适量的清水,用大火煮开后转用小火炖汤,加食盐调味。

【用　法】　饮汤食牛血。

【功　用】　破瘀引血,理血活血。适用于心脑血管病等。

天麻红花猪脑汤

【组　成】　天麻 15 克,枸杞子 15 克,红花 10 克,猪脑 2 只,香菇 4 只,鸡蛋 2 只,黄酒 10 克,生姜 5 克,葱 10 克,食盐 5 克,酱油 10 克,鸡汤 300 毫升,香油 5 克。

【制　法】　将猪脑放入清水中,用手指或镊子,把红筋和薄膜除去,洗净;天麻打成细粉;枸杞子洗净,去杂质;红花洗净;香菇洗净,切成小粒;姜切片,葱切花。把猪脑放在碗内,放入黄酒、生姜片、葱花,置蒸笼内,用大火、大气蒸 25 分钟,取出待用;将少量植物油放入炒锅,加热六成

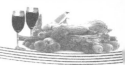

熟时,放入鸡汤,加入香菇、红花、天麻粉、枸杞子、猪脑,煮沸后加入酱油、食盐、香油;鸡蛋打散,徐徐加入猪脑汤中,成蛋花状即成。

【用　法】　每 3 日 1 次,每次食猪脑 1 只,喝汤,既可佐餐,又可单食。

【功　用】　祛瘀血,补头脑。适用于心脑血管病。

 ## 兔肝枸杞女贞汤

【组　成】　兔肝 1 个,枸杞子 10 克,女贞子 10 克,食盐、香油各适量。

【制　法】　将兔肝洗净,切片,与洗净的枸杞子、女贞子一同放入砂锅内,加水适量,用大火煮沸后转用小火煨 30 分钟,煮至兔肝熟透,加食盐调味,淋上香油即成。

【用　法】　佐餐食用。

【功　用】　补养肝肾,明目护肤。适用于心脑血管病等。

 ## 兔肉冬瓜汤

【组　成】　冬瓜 500 克,生薏苡仁 30 克,兔肉 250 克,食盐适量。

【制　法】　将冬瓜连皮,去瓤,洗净,切成大块;生薏苡仁洗净;兔肉洗净,切块,去肥脂,用开水焯去血水。把全部用料一齐放入锅内,加适量清水,用大火煮沸后转用小火煲 2 小时,加食盐调味即成。

【用　法】　佐餐食用。

【功　用】　利水消暑,降脂减肥。适用于预防心脑血管病、高血压病。

 ## 兔肉山药汤

【组　成】　净兔肉 120 克,山药 30 克,大枣 30 克,枸杞子 15 克,生姜汁、黄酒、食盐各适量。

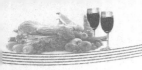

【制　法】　将兔肉洗净,切成块,连同洗净的山药、大枣、枸杞子一同放入锅内,加水适量,煮至肉熟透,加入生姜汁、黄酒、食盐调味即成。

【用　法】　佐餐食用。

【功　用】　补益气血,养心安神。适用于心脑血管病等。

 兔肉紫菜豆腐汤

【组　成】　兔肉 60 克,紫菜 30 克,豆腐 50 克,食盐、黄酒、淀粉、葱花各适量。

【制　法】　将紫菜撕为小片,洗净后放入小碗中;兔肉洗净,切成薄片,加食盐、黄酒、淀粉共拌匀;豆腐磨碎。锅中倒入清水 500 毫升,加入豆腐和食盐少许,中火煮开后倒入肉片,煮 5 分钟,放入葱花,立即起锅,倒入放好紫菜的碗中,搅匀即成。

【用　法】　佐餐食用。

【功　用】　清热利水,化痰软坚,降血脂。适用于高脂血症、高血压病、心脑血管病。

 西湖莼菜汤

【组　成】　瓶装西湖莼菜 1 瓶,熟笋、番茄、水发香菇各 50 克,姜末、鲜汤、植物油、味精、黄酒、香油各适量。

【制　法】　药菜沥去卤汁,倒入碗中用沸水烫过后,沥干水分;水发香菇、熟笋切成丝;番茄洗净,切成片。炒锅放植物油,烧至五成热,放入姜末煸炒至姜香,加入鲜汤、香菇丝,煮沸后放入笋丝、莼菜、番茄,加入味精、黄酒,煮至入味,淋上香油,装入大汤碗。

【用　法】　佐餐食用。

【功　用】　解毒降脂、降压抗癌。适用于高脂血症、高血压病、心脑血管病。

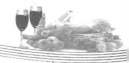

 ## 杏苹果汤

【组　成】　鲜杏 50 克,苹果 500 克,马铃薯粉 30 克,柠檬酸、白糖各适量。

【制　法】　将杏洗净,去皮,去核,放入锅内加水煮软后取出,擦碎过筛,制成杏泥;苹果洗净,削去皮,去核,切成细丁。锅上火,放入杏泥,加入热水、白糖拌匀,再加入苹果丁搅匀,煮沸后倒入调好的马铃薯粉,调入柠檬酸,起锅装盆,晾凉即成。

【用　法】　佐餐食用。

【功　用】　养胃生津,帮助消化。适用于高血压病、心脑血管病。

 ## 杏仁葡萄汤

【组　成】　甜杏仁、葡萄干各 50 克,黄油 60 克,洋葱 30 克,柠檬皮 15 克,大茴香 5 克,粳米 100 克,食盐、奶油、红辣椒、豆蔻粉、湿淀粉、面包丁各适量。

【制　法】　将杏仁和葡萄干用清水洗净,加清水适量,用家用绞碎机绞一遍,然后放入锅内,用小火煮沸待用。炒锅上火,放入黄油烧融,待油起泡时加入切碎的洋葱炒制,待其呈黄色且出香味时,倒入杏仁、葡萄干汁,煮到微沸后加入柠檬皮、豆蔻粉、大茴香,加盖煮沸约 30 分钟,另加入淘洗干净的粳米,微沸约 20 分钟,用湿淀粉调节稠度,加食盐调味,然后加入奶油混匀;红辣椒切成丁,与面包丁一同撒在汤上面即成。

【用　法】　佐餐食用。

【功　用】　健脾益肺,止咳化痰。适用于心脑血管病等。

 ## 杏仁薤白雪蛤羹

【组　成】　杏仁 12 克,薤白 10 克,雪蛤 5 克,冰糖 20 克。

【制　法】　把杏仁、薤白放入盆内洗净;雪蛤膏用温水发透,除筋膜

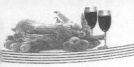

和黑仔;冰糖打碎。把雪蛤、杏仁、薤白、冰糖同放蒸杯内,加清水150毫升,将蒸杯置蒸笼内,用大火大气蒸45分钟即成。

【用　法】　每2日1次,每次1杯。

【功　用】　滋阴补血,止咳化痰。适用于痰瘀型心脑血管病。

养心莲子核桃羹

【组　成】　莲子250克,核桃仁100克,黑芝麻、冰糖各120克,女贞子、生地黄各50克,黄酒4匙,蜂蜜120克。

【制　法】　女贞子、生地黄洗净,一同入锅,加水煎煮,去渣留汁。莲子、核桃仁用温水浸泡1小时,煮开后改小火煮40分钟,将药汁加入,继续煎煮30分钟,将冰糖、蜂蜜倒入锅内,加黄酒,煎煮15分钟,然后加入黑芝麻,不停搅拌,以防煳底,再煎煮15分钟离火,冷却即成。

【用　法】　佐餐食用。

【功　用】　活血降压,护心益脑。适用于心脑血管病等。

益母草豆羹

【组　成】　益母草嫩茎叶250克,黄豆100克,葱花15克,食盐3克,植物油20克,味精适量。

【制　法】　将益母草择去杂物,用清水洗净,放入沸水锅内焯一下,捞出,洗去苦味,挤干水,用刀切成段;黄豆泡发,去杂质,洗净,磨碎。油锅刷洗干净,放油烧热,下葱花煸香,投入益母草煸炒,放入食盐,炒至入味,出锅装盘待用;把磨碎的黄豆放入锅内烧热,放入已炒好的益母草,点入少许清水,煮沸,加入食盐、味精调好口味,出锅装碗即成。

【功　用】　活血祛瘀。适用于心脑血管病等。

【用　法】　佐餐食用。

薏苡仁海带鸡蛋汤

【组　成】　薏苡仁 20 克,海带 20 克,鸡蛋 2 个,食油、食盐、味精、胡椒粉各适量。

【制　法】　将海带洗净,切条,与洗净的薏苡仁一同放入高压锅内,加水炖至极烂。铁锅至大火上,放入食油,将打匀的鸡蛋炒熟,立即将海带、薏苡仁连汤倒入,加食盐、胡椒粉适量,炖煮片刻,起锅时加味精即成。

【用　法】　佐餐食用。

【功　用】　强心利尿,活血软坚。适用于心脑血管病、高血压病等。

薏苡仁山楂糕汤

【组　成】　薏苡仁 100 克,山楂糕 50 克,冰糖 150 克,糖桂花、食盐各适量。

【制　法】　将薏苡仁洗净,山楂糕切成小丁。将薏苡仁放入锅内,倒入适量清水,用大火煮沸,再改用小火将薏苡仁煮熟,加入冰糖煮至溶化后,放入山楂糕丁、糖桂花、食盐,调好口味即成。

【用　法】　佐餐食用。

【功　用】　清热除烦,行气散瘀。适用于高脂血症、心脑血管病。

银杏叶大枣绿豆汤

【组　成】　鲜银杏叶 30 克(干品 10 克),大枣 20 克,绿豆 60 克,白糖适量。

【制　法】　将鲜银杏叶洗净,切碎备用;大枣用温水浸泡片刻,洗净备用;绿豆去杂,洗净,沥干。将银杏叶倒入小砂锅中,加水 1 000 毫升,用小火煮开 20 分钟后去渣取汁,再将大枣和绿豆一起倒入砂锅内,加入适量白糖,继续煮约 1 小时,直至绿豆酥烂,离火即成。

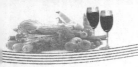
【用　法】　佐餐食用。

【功　用】　补心养血,降压降脂,消暑解毒。适用于心脑血管病、高脂血症等。

 玉竹葛根瘦肉汤

【组　成】　猪瘦肉 600 克,玉竹 150 克、葛根 100 克,葱白、淡豆豉各30 克,食盐、味精各适量。

【制　法】　将玉竹、葛根、淡豆豉洗净;猪瘦肉洗净,切成块;葱白洗净,切葱花。将玉竹、葛根、猪瘦肉放入锅内,加适量的清水,用大火煮滚,再改用小火烫 3 小时后,放入豆豉、葱白煮 5 分钟,放入食盐和味精调味即成。

【用　法】　佐餐食用。

【功　用】　滋阴解表。适用于心脑血管病等。

 芝麻杞菊汤

【组　成】　黑芝麻 15 克,枸杞子 15 克,何首乌 15 克,杭菊花 9 克。

【制　法】　将黑芝麻淘洗干净,与洗净的枸杞子、何首乌、杭菊花一同放入砂锅内,加适量的水,煎汤。

【用　法】　每日服 1 剂。

【功　用】　补肝肾,滋阴养血,强壮筋骨,抗老延年。适用于心脑血管病、高血压病等。

 猪心大枣汤

【组　成】　新鲜猪心 1 只,大枣 20 克,调味品适量。

【制　法】　将猪心除去附着物,洗净,切片;大枣去核,与猪心片、调味品共放入锅中,加水适量,炖煮约 30 分钟成汤,即可。

【用　法】　食猪心及大枣,饮汤,可分 2 次食用。

【功　用】　补血,养心,安神。适用于心血不足之心脑血管病。

 紫菜木耳花鲢汤

【组　成】　花鲢鱼 250 克,紫菜 10 克,水发黑木耳 25 克,植物油、黄酒、葱、生姜、食盐各适量。

【制　法】　将紫菜、水发黑木耳分别用清水洗净。将花鲢鱼洗净,去杂,切成块,用烧热的植物油煸炒鱼块,加水发黑木耳、紫菜和适量清水,将鱼炖熟后,加黄酒、葱、生姜、食盐调味,再略煮片刻即可。

【用　法】　佐餐食用。

【功　用】　温肾益精,补脾暖胃,祛脂宁心。适用于心脑血管病、高脂血症、高血压病。

 白果银耳汤

【组　成】　干银耳 25 克,白果 50 克,鲜汤 1500 毫升,黄酒 50 克,食盐 6 克,味精 1 克,生姜片 15 克,葱段 10 克。

【制　法】　将银耳用温水泡发,洗净,撕碎;白果去壳取种仁,洗净待用。银耳装入大碗内,注入鲜汤,以湿绵纸封严碗口,上笼蒸 2 小时,取出加入白果仁、生姜片、葱段、食盐、黄酒,再将碗口封严,上笼继续蒸 40 分钟,取出后放入味精调味即成。

【用　法】　佐餐食用。

【功　用】　敛肺止咳,滋阴润肺。适用于高血压病等心脑血管病。

 荸荠黑木耳羹

【组　成】　荸荠 150 克,水发黑木耳 100 克,酱油、白糖、醋、植物油、鲜汤、湿淀粉各适量。

【制　法】　将黑木耳去杂,洗净,沥干水分,撕成片;荸荠洗净,去皮,切片。炒锅上火,放油烧至七成热,将黑木耳、荸荠同时下锅煸炒,加

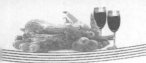

酱油、白糖、鲜汤,煮沸后用湿淀粉勾芡,加入醋调匀,装盘即成。

【用　法】　佐餐食用。

【功　用】　降压,明目。适用于高血压病等心脑血管病。

　## 草　莓　羹　

【组　成】　鲜草莓 250 克,白糖 30 克,土豆粉、食盐各适量。

【制　法】　将草莓洗净,用淡食盐水浸泡后取出,沥干水分,捣烂待用。锅置火上,放入清水、白糖煮沸,用冷水将土豆粉调好,再用土豆粉汁勾芡,待煮沸后起锅,加入草莓泥,拌匀晾凉后即成。

【用　法】　每日早晚分食。

【功　用】　解暑生津,健脾助食。适用于高血压病等心脑血管病。

　## 莼　菜　羹

【组　成】　莼菜 250 克,冬笋 25 克,香菇 20 克,榨菜 15 克,香油、食盐、鲜汤各适量。

【制　法】　将莼菜去杂物,洗净,切段;冬笋、香菇、榨菜分别切丝;锅中放入鲜汤,煮沸后加入冬笋丝、香菇丝、榨菜丝,同煮至沸,再加入莼菜,汤沸后加食盐,出锅后淋上香油即成。

【用　法】　佐餐食用。

【功　用】　清热降压。适用于高血压病等心脑血管病。

　## 东　坡　羹

【组　成】　新鲜荠菜 200 克,米粉 50 克,豆粉 20 克,蜂蜜 20 克。

【制　法】　将鲜荠菜除去根须、杂物后洗净,入沸水锅汆 1～2 分钟,取出沥水,切细末,拌入少许植物油及生姜末,调和均匀,置碗中备用。锅置火上,加水用大火煮沸,缓缓调入米粉和豆粉,煨至黏稠时,加入荠菜细末,边搅动边拌和,羹将成时停火,兑入蜂蜜,和匀即成。煨羹中也

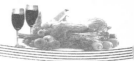

可加酸梅 10 枚。

【用　法】　每日早晚分食。

【功　用】　补肝肾,益心脾,调中开胃,利水降压。适用于高血压病等心脑血管病。

人参银耳汤

【组　成】　白参粉 5 克,干银耳 25 克,熟火腿 30 克,水发香菇 25 克,清鲜汤 750 克,食盐 3 克,熟鸡油 10 克,鸽蛋 12 个。

【制　法】　将银耳去杂质,用温水浸泡回软,再换 70℃～80℃ 热水浸泡发涨,然后用温热水洗净,上笼蒸约 10 分钟至松软,取出放在热鲜汤中烫一下备用;取小碟 12 个,抹上油,磕入鸽蛋;将火腿、香菇分别切成直径约 1 厘米的圆形薄片,各 12 片,分放在鸽蛋黄的两边,上笼蒸熟取出,稍凉后用竹片顺着鸽蛋边拨起,放入大汤碗中,加热水漂去油腻,滗去水蒸熟。炒锅上大火,下鲜汤、食盐煮沸,撇去浮沫,加银耳煮沸,下白参粉,盛入汤碗内,将鸽蛋摆在汤面上,淋上熟鸡油即成。

【用　法】　佐餐食用。

【功　用】　大补元气,兼可补阴。适用于高血压病等心脑血管病。

鲜汤竹荪鱼翅

【组　成】　水发鱼翅 750 克,竹荪 25 克,绿色菜心 100 克,黄酒、食盐、味精、葱、生姜、胡椒粉、鸡汤、鲜汤各适量。

【制　法】　鱼翅用开水焯两遍,每焯 1 次,均须用凉水冲洗,然后用纱布包好;竹荪用温水洗两遍,泡软,洗净泥沙,切去两头,再切成 4 厘米长的节,下开水中焯透,用鸡汤泡上;菜心择洗干净,下开水锅焯熟,用凉水泡凉。先放竹筷垫铝锅底,再放入鸡汤、鱼翅、葱、生姜,盖好盖子,煮开后,改用小火煨至鱼翅软烂,放入食盐、味精,调好味;锅置火上,放入鲜汤煮开,加食盐、味精、胡椒粉,将鱼翅包解开倒入汤内,放入竹荪、菜心,调好口味,推匀倒入汤盘中即成。

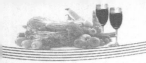

【用　法】　佐餐食用。

【功　用】　润肺益气,补血降压。适用于高血压病等心脑血管病。

 紫菜猴头菇汤

【组　成】　水发猴头菇100克,紫菜20克,猪瘦肉50克,鸡蛋(取清)1只,荸荠片25克,火腿片25克,食盐、黄酒、味精、酱油、胡椒粉、淀粉、香油、鲜汤各适量。

【制　法】　将水发猴头菇去杂,洗净,切成薄片,放入沸水锅中焯透,捞出沥水;猪瘦肉剁成肉泥,放入碗中,加鸡蛋清、淀粉、食盐、味精、黄酒、香油、鲜汤,搅成糊状;取盘一只,抹上香油,将紫菜用水揉碎,将猴头菇用筷子夹住,在蛋糊中蘸匀,粘上紫菜放盘内,上笼蒸5分钟取出。锅内加鲜汤,放入荸荠片、火腿片、黄酒、酱油、胡椒粉,汤开后加入味精,撇去浮沫,盛入大碗内,将蒸好的猴头菇片放入汤内即成。

【用　法】　佐餐食用。

【功　用】　滋阴降压。适用于高血压病等心脑血管病。

 草菇蛋汤

【组　成】　鲜草菇100克,鸡蛋3个,植物油、葱花、胡椒粉、食盐、鲜汤、香油各适量。

【制　法】　将草菇去蒂,洗净,入沸水锅中略焯捞出,切薄片;鸡蛋磕入碗内,放食盐适量,打匀。汤锅上大火,放油烧热,下葱花爆香,倒入鲜汤,下草菇、胡椒粉、食盐、味精,煮沸后倒入鸡蛋液,待汤再沸时,用手勺搅动片刻,出锅盛入汤碗,淋上香油即成。

【用　法】　佐餐食用。

【功　用】　补虚强身。适用于高脂血症、高血压病。

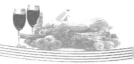

 草菇面筋豆腐羹

【组　成】　嫩豆腐 200 克,面筋 15 克,水发草菇 100 克,熟笋、绿菜叶各 50 克,食盐、味精、生姜末、湿淀粉、香油、植物油各适量。

【制　法】　将嫩豆腐、面筋、熟笋分别切成小丁;水发草菇去杂,洗净,切成小丁;绿菜叶洗净,切碎待用。炒锅置火上,放油烧至八成热,下生姜末炝锅,加入鲜汤、豆腐、草菇、面筋、笋丁,煮一会儿再加食盐、味精,大火煮沸后,加入绿菜叶,煮至主料入味,即用湿淀粉勾稀芡,淋上香油,出锅即成。

【用　法】　佐餐食用。

【功　用】　护肝养胃,祛脂减肥。适用于高脂血症。

 冬笋豌豆羹

【组　成】　冬笋 100 克,豌豆苗 100 克,鲜汤 300 毫升,牛奶 50 克,食盐、味精、胡椒粉、生姜汁、湿淀粉、香油各适量。

【制　法】　将冬笋洗净后切成大片,入沸水中烫熟捞出,控水后放案板上剁成蓉,放入碗中;豌豆苗洗净,放入沸水中略烫捞出,放凉水中过凉,捞出控水后剁成末,放入盛冬笋的碗中,然后加入食盐、生姜汁、味精、胡椒粉拌匀。炒锅上大火,加入牛奶、鲜汤,煮沸后加入拌好的笋蓉,至熟后用湿淀粉勾稀芡,起锅盛入汤碗中,淋上香油即成。

【用　法】　佐餐食用。

【功　用】　补充纤维素,健脾减肥。适用于高脂血症、习惯性便秘。

 凤菇豆腐汤

【组　成】　鲜凤尾菇 100 克,豆腐 200 克,食盐、味精、葱花、香菜末、鲜汤、植物油各适量。

【制　法】　将凤尾菇去杂质,洗净,撕成薄片;豆腐洗净,切成小块。

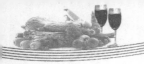

净锅置火上,加油烧热,放入凤尾菇煸炒片刻,加入鲜汤、豆腐块、食盐,煨煮至凤尾菇、豆腐入味,撒上味精、香菜末、葱花即成。

【用　法】　佐餐食用。

【功　用】　补中益气,健脾养胃,祛脂减肥。适用于高脂血症、高血压病、冠心病、糖尿病等。

何首乌牛肉汤

【组　成】　制何首乌 30 克,鲜嫩牛肉 150 克,熟竹笋 30 克,大枣 10 枚,黄酒、鸡汤、食盐、味精、五香粉、湿淀粉各适量。

【制　法】　将何首乌洗净,切成薄片;大枣用温水泡发备用;将鲜嫩牛肉洗净后,切成薄片,用湿淀粉抓揉一下,盛入碗中待用。熟竹笋也切成薄片,放入植物油锅中煸炒片刻,加入牛肉片,滑散后烹入黄酒,加清汤或鸡汤适量,再加入何首乌薄片及大枣,并加葱花、姜末,焖煮 20 分钟,待牛肉熟烂,加食盐、味精、五香粉,用湿淀粉勾薄芡,淋入香油即成。

【用　法】　佐餐当汤,随意服食,喝汤吃牛肉,嚼食首乌片及大枣,当日吃完。

【功　用】　补气益血,滋阴降脂。适用于高脂血症。

何首乌山楂汤

【组　成】　何首乌 30 克,山楂 20 克。

【制　法】　将何首乌、山楂分别拣杂,洗净,切成薄片,同放入砂锅,加水浓煎 2 次,每次 30 分钟,合并 2 次滤汁,去渣后再回入砂锅,浓缩至 300 毫升即成。

【用　法】　早晚 2 次分服,服食时可加少许红糖调味。

【功　用】　补益肝肾,养血滋阴,降脂降压。适用于高脂血症。

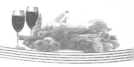

金针菇木耳豆腐羹

【组　成】　豆腐1块,水发黑木耳30克,金针菇50克,葱花、生姜片、蒜片、鲜汤、植物油、食盐、味精、酱油、黄酒、香油、湿淀粉各适量。

【制　法】　将豆腐洗净,切成长方形块;将黑木耳、金针菇择洗干净。锅上火放油,烧至七成热,放入豆腐煎炸至呈金黄色捞出;锅上火,留适量余油烧热,下葱、生姜、蒜煸炒几下,放黄酒、黑木耳、金针菇、适量鲜汤,再放食盐、酱油、味精调味,加入炸好的豆腐,煮3分钟左右,用湿淀粉勾芡,然后倒入砂锅中,淋适量香油,加盖用中火煲4分钟左右即成。

【用　法】　佐餐食用。

【功　用】　健脾益胃,祛脂减肥。适用于高脂血症。

决明子核桃芝麻羹

【组　成】　决明子30克,核桃仁30克,黑芝麻30克,薏苡仁50克,红糖10克。

【制　法】　将决明子、黑芝麻分别拣杂、洗净后,晒干或烘干,决明子敲碎,与黑芝麻同入锅中,微火翻炒出香,趁热共研为细末备用;将核桃仁拣杂、洗净,晾干后研成粗末待用。将薏苡仁拣杂,淘洗干净,放入砂锅,加水适量,大火煮沸后,改用小火煨煮成稀黏糊状,加红糖,调入核桃仁粗末,拌和均匀,再调入决明子、黑芝麻细末,小火煨煮成羹即成。

【用　法】　早晚2次分服。

【功　用】　补益肝肾、滋阴降脂。适用于高脂血症。

莲藕花生汤

【组　成】　莲藕200克,花生仁50克,莲子30克,核桃仁20克,白糖25克。

【制　法】　将莲藕洗净,切片;花生仁洗净,沸水浸泡后,剥去外衣,切碎;莲子泡软,与莲藕、花生仁一同放入锅内,加水适量同煮,调入白糖即成。

【用　法】　随量食用。

【功　用】　消脂降压。适用于高血压病、高脂血症等。

南瓜鲜蘑黑木耳汤

【组　成】　鲜蘑菇 300 克,南瓜 200 克,虾皮、黑木耳各 20 克,植物油、食盐、味精、葱花、生姜末各适量。

【制　法】　将南瓜去皮、瓤,洗净,切成薄片;将蘑菇洗净,切丁;黑木耳泡发,去根蒂,洗净,小片。炒锅加植物油烧热,放入葱花、姜末炝锅,随即放入南瓜片、黑木耳和蘑菇爆炒几下,加清汤,放虾皮,撒食盐、味精即成。

【用　法】　佐餐食用。

【功　用】　降脂减肥,健体轻身,润肤美颜。适用于高脂血症等。

平菇菠菜肉片汤

【组　成】　鲜平菇 150 克,猪瘦肉 100 克,菠菜心 50 克,鲜汤 1 000 毫升,香油、榨菜、食盐、黄酒、味精各适量。

【制　法】　将平菇去根,洗净,切成薄片;猪瘦肉洗净,切成片;榨菜洗净,切薄片;菠菜心洗净。炒锅上大火,倒入鲜汤,放入平菇片、榨菜片、猪肉片煮沸,下菠菜心、食盐、黄酒、味精,用手勺撇去浮沫,淋上香油,起锅盛入汤碗即成。

【用　法】　佐餐食用。

【功　用】　补气养血。适用于高血压病、高脂血症等。

蒲黄萝卜海带汤

【组　成】　鲜白萝卜 250 克,海带 20 克,蒲黄 10 克。

【制　法】　将海带用水泡发 12 小时,洗去沙子及斑块,清水洗净后,切成菱形小斜块(或片),盛入碗中备用。再将白萝卜洗净,刨去薄层外皮,除叶盖及须根,剖片后切成萝卜条,与海带同入砂锅,加水适量,先用大火煮沸,加入用纱布包裹的蒲黄,再改小火煨煮 30 分钟,取出纱布包裹卷,继续煨煮至萝卜条酥烂,加食盐、味精、五香粉及大蒜(青)碎末,拌和均匀,淋入香油即成。

【用　法】　佐餐当汤,随意食用,喝汤,嚼食萝卜条、海带片,当日吃完。

【功　用】　清热解毒,化痰降浊,散瘀降脂。适用于高脂血症。

 ## 荠菜马齿苋汤

【组　成】　鲜荠菜 100 克,鲜马齿苋 100 克。

【制　法】　将鲜荠菜、鲜马齿苋分别去杂,洗净后切成小段,同放入砂锅,加水适量,中火煨煮 20 分钟即成。

【用　法】　每日早晚分饮。

【功　用】　清热解毒,散瘀降脂。适用于高脂血症。

 ## 人参核桃羹

【组　成】　生晒参(也可用人参茎叶、花蕾、果肉或种子等)2 克,核桃仁 50 克,鲜牛奶 200 克。

【制　法】　将人参、核桃仁拣净,用清水洗净,切碎,放在一起捣烂并搅拌均匀,盛入瓷碗中,加清水适量,置锅内隔水蒸熟,再调入煮熟的牛奶,拌和成羹即成。

【用　法】　早晚 2 次分服。

【功　用】　滋补五脏,益气降脂。适用于高脂血症。

三菇汤

【组　成】　鲜草菇 150 克,鲜金针菇 100 克,水发香菇 50 克,鲜汤 500 毫升,黄酒、葱姜汁、鸡油、食盐、绿叶菜各适量。

【制　法】　将鲜草菇、金针菇剪去蒂,洗净,入沸水锅中略焯捞出;水发香菇去蒂,洗净;绿叶菜洗净。汤锅上大火,倒入鲜汤,放黄酒、葱姜汁、草菇、金针菇、香菇煮沸,放入绿叶菜,加食盐再煮沸,出锅盛入汤碗内,淋上鸡油即成。

【用　法】　佐餐食用。

【功　用】　健脾养胃,降压降脂,减肥瘦身。适用于高血压病、高脂血症。

(五)菜肴方

鹌鹑烩玉米

【组　成】　鹌鹑 3 只,罐头玉米 150 克,松子仁 50 克,熟猪肥膘 50 克,鸡蛋(取清)1 个,黄酒、食盐、味精、香油、胡椒粉、鸡汤、淀粉、猪油、植物油各适量。

【制　法】　将鹌鹑宰杀,去毛、内脏,洗净;将鹌鹑肉、猪肉切成玉米粒大小,盛入碗中,加入蛋清、味精、食盐、淀粉拌匀;松子仁下沸水锅煮熟捞出,沥干水分;炒锅上火,放油烧至五成热,将松子仁下锅,炸至金黄色捞出;玉米倒出,沥干水分;另取一碗,加入鸡汤、味精、食盐、香油、胡椒粉、水淀粉调成芡汁待用。炒锅上火,放油烧至四成热,投入鹌鹑肉粒、猪肉粒,用勺划开,泡 2 分钟,捞出沥油;原锅倒入玉米芡、鹌鹑肉粒、猪肉粒,烹入黄酒,倾入调匀的芡汁,煮开后加入猪油推匀,撒上松子仁即成。

【用　法】　佐餐食用。

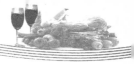

【功　用】　补益五脏,利水消肿。适用于心脑血管病、高血压病等。

拔丝酿山楂

【组　成】　山楂 500 克,鸡蛋(取黄)2 个,赤豆沙馅、湿淀粉、白糖各 100 克,香油、植物油各适量。

【制　法】　将山楂洗净,去核,再酿入适量的赤豆沙馅,依次做完;鸡蛋黄打入碗内,加入湿淀粉,调成蛋黄糊。炒锅上火,放油烧热,将酿山楂挂匀蛋黄糊,然后下油锅炸至金黄色,捞出控油;炒锅上火,放香油烧热,下白糖炒至周围起泡时离火,投入炸过的山楂,翻炒几下,使山楂挂匀糖浆,装入抹过油的盘中即成。

【用　法】　蘸凉开水,佐餐食用。

【功　用】　滋阴补虚,消食开胃,活血化瘀。适用于心脑血管病、高脂血症等。

百合炖兔肉

【组　成】　百合 20 克,三七 15 克,兔肉 300 克,味精、食盐、生姜、葱各适量。

【制　法】　将百合洗净,三七切成细片;将兔肉洗净,切块。三者一同放入砂锅内,加水适量,先用大火煮开,小火炖至熟,加入味精、食盐、生姜、葱各适量即成。

【用　法】　佐餐食用。

【功　用】　清热润肺,滋阴安神,消肿止痛,凉血解毒,补中益气。适用于心脑血管病等。

柏子仁蒸仔鸡

【组　成】　柏子仁 10 克,麦冬 10 克,党参 15 克,仔鸡 1 只,黄酒 10 克,酱油 10 克,生姜 5 克,葱 10 克,食盐 3 克,鲜汤 300 毫升。

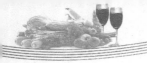

【制　法】　把仔鸡宰杀后,去毛、内脏及爪;麦冬洗净,去心;党参切片。把鸡放入蒸盆内,加入黄酒、酱油、生姜、葱,以及柏子仁、麦冬、党参,加入鲜汤,把蒸盆置大火大气蒸笼内,蒸50分钟即成。

【用　法】　每日1次,每次食鸡肉50克,吃党参、麦冬,喝汤。

【功　用】　滋阴补气,宁心安神。心气不足,阴亏肝郁型心脑血管病。

冰镇鲜桃

【组　成】　鲜桃10个,白糖50克,山楂糕、青梅各5克,湿淀粉适量。

【制　法】　将桃洗净,放开水中稍煮,捞出剥皮(也可用刀削皮),由桃中央至果柄部划一刀口,深至桃核,去桃核,然后桃面向下摆入蒸碗,上撒适量白糖,上盖净纸一张,蒸至糖化后取出,滗出碗中原汁,翻扣在汤盘里,放冰箱中冷却;山楂糕、洁净青梅均切成小菱形片。锅上火,加清水适量,再加原汁汤、白糖煮开,用湿淀粉勾芡,盛出晾凉。吃时,先将山楂糕、青梅菱形片摆在桃上,浇上糖水汁即成。

【用　法】　当点心食用。

【功　用】　养阴生津。适用于心脑血管病等。

菠菜炒鱼片

【组　成】　生鱼片200克,菠菜250克,蒜蓉、生姜末、葱花、黄酒、食盐、湿淀粉、植物油各适量。

【制　法】　将菠菜去根,洗净,切成段,放入开水中焯一下,捞起滤去水分;生鱼片用少许食盐拌匀。炒锅上火,放油烧热,下蒜蓉、生姜末、葱段爆香,下生鱼片,加入黄酒,略炒,再下菠菜,调味,并下湿芡粉拌匀即成。

【用　法】　佐餐食用。

【功　用】　降脂降压,清热滑肠。适用于心脑血管病、高血压病等。

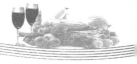

心脑血管病的食疗

 菜心炒腐竹

【组　成】　腐竹 100 克,青菜心、笋片各 50 克,水发黑木耳 15 克,黄酒、味精、酱油、白糖、湿淀粉、鲜汤、植物油各适量。

【制　法】　将青菜心洗净,切成段,下沸水锅焯透,捞出沥水;将水发黑木耳去杂,洗净;腐竹泡发好,洗净,切成菱形。炒锅上火,放油烧热,倒入腐竹、青菜心、笋片、木耳煸炒,烹入黄酒,加入酱油、白糖、味精调味,兑入一勺鲜汤,煮沸后用湿淀粉勾芡,起锅装盘即成。

【用　法】　佐餐食用。

【功　用】　清肺化痰,润肠止血。适用于心脑血管病、高血压病等。

 炒淡菜

【组　成】　水发淡菜 250 克,玉兰片、黑木耳各 15 克,青菜 25 克,植物油 35 克,酱油、淀粉各 15 克,黄酒 10 克,味精 1 克,食盐、酱油、葱花、生姜末各适量。

【制　法】　将淡菜洗净,玉兰片切成排骨样的片,黑木耳大的切开,青菜切成抹刀片;将淡菜和玉兰片放入沸水焯一下捞出,青菜也放入沸水烫一下,捞出。炒锅上火,放油烧热,下葱花、生姜末煸香,再加入淡菜、玉兰片、黑木耳、青菜翻炒几下,加入黄酒、食盐、酱油、味精,调好口味,用淀粉勾汁,加入椒油即成。

【用　法】　佐餐食用。

【功　用】　益精养血,滋肝健肾,补虚宽胸。适用于心脑血管病等。

 炒黑白菜

【组　成】　大白菜 250 克,水发木耳 100 克,花椒粉、葱花、味精、食盐、酱油、湿淀粉、植物油各适量。

【制　法】　把泡发好的木耳择洗干净,选白菜的中帮或菜心,片成小片。炒锅置火上,放入植物油,烧热,下花椒粉、葱花炝锅,随即下入白菜片煸炒,炒至白菜片油润明亮时,放入木耳,加酱油、食盐、味精,炒拌均匀,用湿淀粉勾芡,即可出锅。

【用　法】　佐餐食用。

【功　用】　清热解毒,降压通便。适用于高血压病、心脑血管病。

炒栗子豌豆

【组　成】　鲜豌豆200克,熟栗子肉100克,熟冬笋、煮熟花生仁、胡萝卜各50克,水发香菇25克,熟植物油、香油、食盐、黄酒、味精、生姜末、鲜汤、湿淀粉各适量。

【制　法】　将水发香菇洗净,去蒂,和冬笋、胡萝卜一并切成小丁;锅内放入清水,煮开后倒入豌豆煮熟,捞起晾凉,控干水分待用。炒锅放入植物油,烧至五成热时,投入香菇、花生仁、栗子肉、冬笋、胡萝卜等煸炒,放入食盐、黄酒、味精、生姜末及鲜汤和豌豆煮开,用湿淀粉勾芡,淋上香油,装入盘内即成。

【用　法】　佐餐食用。

【功　用】　扶正抗邪。适用于高脂血症、高血压病等心脑血管病。

沉香煲猪心

【组　成】　沉香2克,太子参10克,猪心1只,香菇30克,西芹100克,鸡汤300毫升,黄酒10克,葱10克,生姜5克,食盐5克,酱油10克,植物油50克。

【制　法】　沉香研成粉末;太子参洗净;香菇发透,洗净,一切两半;西芹切4厘米段;葱切段;生姜切丝;猪心切片,洗净。把锅置中火上烧热,加入植物油,烧六成熟时,下入猪心翻炒,加入黄酒、食盐、酱油、西芹、香菇、沉香、太子参、鸡汤,用小火煲至浓稠即成。

【用　法】　每日1次,每次食猪心50克,随意吃西芹、香菇。

【功　用】　补气血,益心气。适用于心绞痛。

陈皮参芪煲猪心

【组　成】　陈皮 3 克,党参 15 克,黄芪 15 克,猪心 1 只,食盐 5 克,胡萝卜 100 克,植物油 30 克,鸡汤 300 毫升,黄酒适量。

【制　法】　把陈皮、党参、黄芪洗净,陈皮切 3 厘米见方的块;党参切片,黄芪切片,胡萝卜切 4 厘米见方的块;猪心洗净,切成 3 厘米见方的块。把锅置中火上烧热,加入植物油,六成熟时,加入猪心、胡萝卜、黄酒、食盐、党参、陈皮、黄芪,加鸡汤煮沸,再用小火煲至浓稠即成。

【用　法】　每日 1 次,每次食猪心 30 克,胡萝卜 50 克,木耳随意食用。

【功　用】　补心气,益气血,疏肝解郁。适用于心肝失调之心脑血管病。

陈皮兔肉

【组　成】　兔肉 500 克,陈皮 20 克,食盐、黄酒、味精、酱油、醋、白糖、葱段、生姜片、花椒、辣椒、植物油、香油各适量。

【制　法】　将兔肉洗净,切成块,加入食盐、酱油、生姜片,一同放入盘中,腌一段时间,放热油锅中炸上色,捞出沥油;锅内留适量油烧热,放干辣椒、花椒、陈皮、葱、生姜炸锅成金黄色,随后倒入兔肉,加白糖、醋、酱油和清水适量,大火煮热,改用小火炖至肉熟,放入味精,淋上香油即成。

【用　法】　佐餐食用。

【功　用】　补益脾胃,健脑益智。适用于心脑血管病等。

虫草雪蛤

【组　成】　冬虫夏草 10 克,雪蛤膏 10 克,冰糖 10 克。

【制　法】　把雪蛤膏用温水发透,除去黑仔及筋膜;冬虫夏草用酒浸泡 30 分钟；冰糖打碎。把雪蛤、虫草、冰糖放炖锅内，加入清水 250 毫升，置大火上煮沸，再用小火煮 30 分钟即成。

【用　法】　每日 1 次，每次 1 杯。

【功　用】　养阴益精，滋补肝肾。适用于阴亏肝郁型心脑血管病。

 ## 虫草蒸鹌鹑

【组　成】　蛹虫草 10 克，大枣 10 枚，鹌鹑 1 只，鸡汤 200 毫升，食盐 5 克，葱 10 克，生姜 5 克，黄酒适量。

【制　法】　把蛹虫草用酒浸泡 30 分钟；大枣去核；鹌鹑宰杀后，去毛、内脏及爪；生姜拍松；葱切段。把蛹虫草、鹌鹑、大枣、生姜、葱同放蒸杯内，加入鸡汤，放入蒸笼内，置大火上大气蒸 50 分钟即成。

【用　法】　每日 1 次，食鹌鹑，喝汤，吃蛹虫草和大枣。

【功　用】　补虚损，益气血。适用于气血两虚之心脑血管病。

 ## 川贝丹参全翅

【组　成】　川贝母 10 克，丹参 10 克，鱼翅 50 克，菜心 100 克，食盐 5 克，火腿肉 50 克，鸡汤 300 毫升。

【制　法】　把川贝母研成细粉；丹参润透，切片；鱼翅发透，撕成丝；菜心洗净，切 4 厘米的段；火腿肉切薄片。把鱼翅、川贝母、丹参片、菜心、火腿肉、食盐、鸡汤同放蒸杯内，置大火上，大气蒸 35 分钟即成。

【用　法】　每日 1 次，每次食 1/2。

【功　用】　活血祛瘀，化痰止咳。适用于痰瘀型心脑血管病。

 ## 川贝水晶梨

【组　成】　川贝母 10 克，陈皮 3 克，水晶梨 2 个，冰糖 20 克，糯米 20 克。

【制　法】　把梨从蒂下 1/3 处切下，当盖，挖去梨心；川贝母研成细

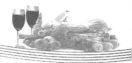

粉;陈皮切丝;糯米蒸熟;冰糖打成屑。把糯米饭、冰糖、川贝母粉、陈皮丝装入水晶梨内,加入清水在蒸杯内(约150毫升水),置大火上蒸45分钟即成。

【用　法】　每天1次,每次食梨1个,喝汤。

【功　用】　润肺化痰,行气活血。适用于痰瘀内滞型心脑血管病。

 川芎白芷炖鳙鱼头

【组　成】　鳙鱼头1个,川芎10克,白芷6克,生姜6片,食盐、味精、香油各适量。

【制　法】　将鳙鱼头去鳃,放入清水中洗净,沥干水;把川芎、白芷洗净。炒锅上火,放油烧热,下鱼头煎至微黄,取出;把全部用料一齐放入大炖盅内,加适量的开水,炖盅加盖,小火隔开水炖2小时,加少许食盐、味精调味即成。

【用　法】　佐餐食用。

【功　用】　发散风寒,祛风止痛。适用于心脑血管病,如心绞痛等。

 川芎红花当归炖仔鸡

【组　成】　川芎6克,当归6克,红花6克,仔鸡1只,黄酒10克,葱10克,姜5克,食盐5克,鲜汤2 000毫升。

【制　法】　把川芎切片,红花洗净,当归切片;仔鸡宰杀后,去毛及内脏、爪。把仔鸡放入炖锅内,加入黄酒、食盐、葱、姜、鲜汤,再放入当归、川芎、红花,把炖锅置大火上煮沸,再用小火炖煮1小时即成。

【用　法】　每日1次,每次吃鸡肉50克,随意喝汤。

【功　用】　活血化瘀,滋补气血。适用于心脑血管病,如心肌梗死。

 川芎桃仁蒸仔鸡

【组　成】　川芎6克,桃仁6克,红花6克,丹参9克,仔鸡1只,黄

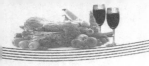
酒 10 克,葱 10 克,生姜 5 克,食盐 5 克,酱油 10 克,红糖 10 克,鸡汤 300 毫升。

【制　法】　把川芎切片,桃仁去皮尖,红花洗净,丹参洗净并切片;仔鸡宰杀后,去毛及内脏、爪;姜拍松,葱切段。把鸡放入蒸盆内,将黄酒、酱油、食盐、红糖拌匀,抹在鸡身上,加入鸡汤,在鸡身上放川芎、桃仁、红花、丹参,将蒸盆置蒸笼内,用大火大气蒸 50 分钟即成。

【用　法】　每日 1 次,每次食鸡 50 克,喝汤。

【功　用】　活血化瘀,通脉宣痹。适用于心脑血管病、心绞痛。

 醋熘黄豆芽

【组　成】　黄豆芽 250 克,醋适量。

【制　法】　将黄豆芽洗净。炒锅上大火,烧热后放入食醋,再倒入黄豆芽煸炒,加少许水,熘炒至熟即成。

【用　法】　佐餐食用。

【功　用】　健脾益气,解毒散瘀。适用于心脑血管病等。

 醋熘茄子

【组　成】　茄子 500 克,植物油 50 克,食盐 2 克,味精 1 克,食醋 20 克。

【制　法】　将茄子洗净,去皮,从中间一切两半,深度为厚度的 1/2,再切成段。炒锅用中火,投入茄段,煸至皱皮时,放油、食盐、味精,炒断生后烹入食醋,翻炒均匀后装盘即成。

【用　法】　佐餐食用。

【功　用】　清热解毒,活血通络,降胆固醇。适用于心脑血管病等。

 翠皮香蕉

【组　成】　香蕉 600 克,西瓜皮 500 克,白糖 20 克,玉米须 50 克,山

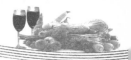

楂 20 克。

【制　法】　将香蕉去皮,切成厚片,放碗中加白糖,用湿绵纸封碗口,上笼蒸 30 分钟;西瓜皮去外表硬皮,洗净,切成小块,同玉米须、山楂一起下锅煮 20 分钟,取汁 100 毫升,再煮一次,共收汁 200 毫升,用 3 层纱布过滤待用。将蒸香蕉的原汁和收取的西瓜汁及煮好的西瓜皮,倒入锅中加白糖煮浓,浇在香蕉上即成。

【用　法】　佐餐食用。

【功　用】　养阴润肠。适用于脂肪肝、高血压病、心脑血管病、习惯性便秘等。

 大蒜烧茄子

【组　成】　大蒜 15 克,茄子 250 克,葱花、生姜末、蒜蓉、酱油、白糖、食盐、味精和植物油各适量。

【制　法】　将茄子洗净,切块,放入烧热的植物油锅内翻炒片刻,再加入适量生姜末、食盐、酱油、蒜蓉和清汤,煮沸后用小火焖 10 分钟,拌匀,撒入葱花、大蒜、白糖、味精即成。

【用　法】　佐餐食用。

【功　用】　清热凉血,通络散瘀,消肿止痛。适用于高脂血症、高血压病等心脑血管病。

 大枣桂枝炖牛肉

【组　成】　大枣 10 枚,桂枝 9 克,牛肉 100 克,胡萝卜 200 克,黄酒 10 克,葱 10 克,生姜 5 克,食盐 2 克,鲜汤 1 000 毫升。

【制　法】　把大枣洗净并去核;桂枝洗净;牛肉洗净,切 4 厘米见方的块;胡萝卜洗净,也切 4 厘米见方的块;生姜拍松;葱切段。把牛肉、大枣、桂枝、胡萝卜、黄酒、葱、生姜、食盐放入炖锅内,加入鲜汤,把炖锅置大火上煮沸,再用小火炖煮 1 小时即成。

【用　法】　每日 1 次,佐餐食用。每次食牛肉 50 克,喝汤吃萝卜。

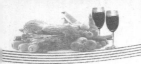

【功　用】　祛寒补血。适用于血虚寒闭型患者。

　丹参川贝炖鸡　

【组　成】　川贝母 10 克,丹参 10 克,鸡肉 200 克,香菇 20 克,黄酒 10 克,食盐 2 克,葱 10 克,生姜 5 克,鲜汤 400 毫升。

【制　法】　把鸡肉洗净,切 4 厘米见方块;香菇润透,洗净,切成两瓣;丹参润透,切 3 厘米长的段;姜拍松,葱切段。把鸡肉、丹参、川贝母、香菇、黄酒、食盐、姜、葱放入锅内,加鲜汤,用大火煮沸,小火煮 1 小时即成。

【用　法】　每日 1 次,每次食鸡肉 30 克,喝汤。

【功　用】　活血通阳,止咳祛瘀。适用于痰瘀型心脑血管病。

　丹参蒸石斑鱼

【组　成】　丹参 6 克,麦冬 6 克,郁金 6 克,淮山药 10 克,石斑鱼 1 尾(500 克),黄酒 10 克,葱 10 克,姜 5 克,食盐 2 克,鸡汤 300 毫升。

【制　法】　把石斑鱼去腮、鳞、内脏,洗净;丹参润透,切片;麦冬洗净,去心;郁金切片,淮山药切片;葱切段,姜切丝。把郁金、丹参装入炖杯内,加水 50 毫升,煮沸,小火炖熬 30 分钟,去渣留药液;淮山药、麦冬蒸熟,待用。石斑鱼放在蒸盆内,把黄酒、葱、生姜、食盐抹在石斑鱼身上,再把丹参、郁金药液倒在蒸盆内,鱼上面放上淮山药片和麦冬,加入鸡汤,把盛鱼的蒸盆置大火上蒸 15 分钟即成。

【用　法】　每日 1 次,每次吃鱼 50 克,佐餐食用。

【功　用】　滋补肝肾,调理心气。适用于心气不足、阴亏肝郁型心脑血管病。

　党参当归煲虾球　

【组　成】　党参 10 克,当归 9 克,虾仁 200 克,粉丝 50 克,鸡蛋 1

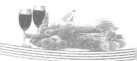

个,菜心 200 克,鸡汤 500 毫升,生粉 30 克,酱油 10 克,花椒 3 克,胡椒 3 克,食盐 2 克。

【制　法】　把党参、当归烘干,打成细粉;虾仁洗净,碎成泥;花椒、胡椒打成细粉,筛去壳;菜心洗净,切成 4 厘米的长段;把虾仁泥、党参粉、当归粉、食盐、酱油放入盆内,打入鸡蛋,拌成稠状,制成丸子。把锅置炉上,加入鸡汤,放入粉丝,煮沸,加入虾球和菜心,煮熟即成。

【用　法】　每日 1 次,每次食虾球 30 克,喝汤。

【功　用】　祛寒补气,温肾壮阳。适用于血虚寒闭型心脑血管病。

 党参当归炖猪肾

【组　成】　猪肾 1 个,党参、当归各 15 克。

【制　法】　将猪肾臊腺剔净,切片;党参、当归用纱布包好,同猪肾一起放砂锅内,加水适量炖汤,熟后去药包调味。

【用　法】　佐餐食,吃肉喝汤,隔天 1 次,连服数剂。

【功　用】　养心补肾。适用于心肾两虚型心力衰竭病人。

 党参红花炒鳝球

【组　成】　党参 10 克,红花 6 克,鳝鱼 200 克,黄酒 10 克,葱 10 克,生姜 5 克,食盐 2 克,花菜 100 克,黑木耳 20 克,香菇 30 克,鸡汤 100 毫升,生粉 20 克,鸡蛋 1 只,植物油 50 克。

【制　法】　把党参打粉,红花洗净;鳝鱼洗净,去骨,制成泥,与红花、党参粉、生粉、黄酒、酱油、蛋清、食盐拌匀,合匀,制成鱼球子。把植物油放入热炒锅内,烧至六成热时,加入鱼球,炸熟,捞起沥干油分;炒锅内放入植物油 20 克,烧六成热时,投入姜片、葱、爆香,下入黑木耳、花菜、香菇、鸡汤,炒匀,煮沸后加入鱼球,待熟后即成。

【用　法】　每日 1 次,每次食鳝鱼球 50 克,随意食花菜、木耳。既可佐餐又可单食。

【功　用】　补气血,祛瘀阻。适用于心脑血管病。

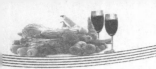
 ## 党参西芹瑶柱煲

【组　成】　党参 10 克,西芹 100 克,瑶柱 100 克,黄酒 10 克,葱 10 克,生姜 5 克,食盐 2 克,植物油 50 克,鸡汤 300 毫升。

【制　法】　把党参切片;西芹洗净,切 4 厘米节;瑶柱洗净,切 1 厘米厚的块;葱切段,姜切丝。把炒锅置中火上烧热,加入植物油,六成熟时,下入葱、姜爆香,下入瑶柱、西芹、黄酒、食盐及党参,炒匀,加入鸡汤,用小火煲至浓稠即成。

【用　法】　每日 1 次,佐餐食用。每次食瑶柱 50 克,随意吃党参、西芹。

【功　用】　补气血,降血压,瘀阻。适用于心脑血管病。

 ## 豆腐烧扁豆

【组　成】　豆腐 500 克,扁豆荚 100 克,食盐、味精、葱花、生姜末、鲜汤、湿淀粉、香油、植物油各适量。

【制　法】　将扁豆洗净,摘去筋,从中间切一刀,放入沸水锅中焯透捞出,沥水备用。炒锅上火,放油烧热,下豆腐块煎至两面金黄时出锅;锅内留少许底油,放葱花、生姜末煸香,加入食盐、鲜汤煮沸,下豆腐、扁豆荚,煮至入味,用湿淀粉勾芡,淋上香油,出锅装盘即成。

【用　法】　佐餐食用。

【功　用】　补中益气,清热化湿。适用于高血压病、高脂血症、心脑血管病。

 ## 豆腐烧鲤鱼

【组　成】　鲤鱼 1 条(重约 600 克),豆腐 300 克,鲜汤、酱油、豆瓣酱、食盐、胡椒粉、白糖、味精、黄酒、生姜、蒜、湿淀粉、植物油各适量。

【制　法】　将鲤鱼去鳞、鳃、内脏,洗净,在鱼身两侧均匀地各划几

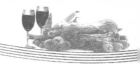

刀,涂抹适量酱油;豆腐切成2厘米见方的方块,入沸水锅内焯一下捞出。葱、生姜、蒜分别去皮,切成末。炒锅上火,放油烧热,放鱼炸至上色后捞出;锅内留适量油,放葱、生姜、蒜末、豆瓣酱,炒出红油和香味,加入鲜汤,放入鱼、豆腐块、酱油、适量食盐和胡椒粉、黄酒、白糖,小火煮约5分钟,将鱼翻身,再煮至熟,放入味精,用湿淀粉勾芡,撒上葱花,出锅装盘即成。

【用　法】　佐餐食用。

【功　用】　清热解毒,利水消肿。适用于心脑血管病、高血压病等。

 ## 炖鱼酥

【组　成】　净黑鱼脊肉350克(去皮),熟鸡皮50克,鲜竹笋25克,水发黑木耳50克,鸡蛋(取黄)1只,干淀粉35克,味精2克,酱油10克,白糖5克,黄酒10克,香油10克,食盐1克,鲜汤750毫升,植物油500克(实耗约50克)。

【制　法】　将鱼脊肉批成1厘米宽的鱼片,转切成鱼条,再改刀成青豆大鱼丁,放入碗内,加鸡蛋黄、干淀粉、味精0.5克,调和均匀,做成12个3厘米长的圆形鱼酥;将鸡皮、鲜竹笋切成3厘米长的薄片待用。炒锅上火,放油烧至八成热,将鱼酥逐个放入,炸至金黄色,倒入漏勺沥油。砂锅加入鲜汤,放进鱼酥,上大火炖沸,移至微火上炖至鱼酥膨大、汤汁变浓时,放入黑木耳、鲜笋、味精、食盐、白糖、黄酒、酱油,盖上鸡皮,转用大火炖沸,浇上香油即成。

【用　法】　佐餐食用。

【功　用】　益气健脾,消肿利水,养心补虚。适用于心脑血管病等。

 ## 二冬油菜

【组　成】　油菜300克,水发香菇50克,冬笋50克,植物油、黄酒、味精、酱油、葱、姜、湿淀粉、香油、黄豆芽汤各适量。

【制　法】　将油菜洗净,切成3厘米长段;香菇洗净,择去根蒂,除去

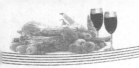

杂质,一切两半;冬笋去皮,洗净,切成薄片;油菜倒入沸水锅中焯透捞出;姜、葱切成末。炒锅置火上,放植物油烧至六成热,下入香菇、冬笋炸一下,待浮起后捞出;锅中留底油,下葱、姜末炝锅,随即加入黄酒、酱油、白糖、香菇、冬笋、油菜煸炒,再加入味精、黄豆芽汤,用湿淀粉勾芡,淋入香油即可。

【用　法】　佐餐食用。

【功　用】　降压降糖,宽肠通便。适用于高血压病、心脑血管病、糖尿病等。

 ## 番茄炒腐竹

【组　成】　腐竹 100 克,番茄 150 克,猪肉 50 克,葱花、生姜丝、花椒粉、植物油、食盐各适量。

【制　法】　将腐竹用水泡发,用开水焯透,切成条。番茄洗净,切成片,用开水烫一下;猪肉洗净,切成片。炒锅上火,放油烧热,下葱花、生姜丝、花椒粉炝锅,将肉片放入,煸炒几下,将腐竹条和番茄片放入锅内急炒,加入适量食盐,在大火上快炒至熟即成。

【用　法】　佐餐食用。

【功　用】　补虚养血,平肝降压。适用于心脑血管病、高血压病等。

 ## 蜂蜜鱼骨

【组　成】　鱼骨 150 克,蜂蜜 150 克,冰糖各适量。

【制　法】　将鱼骨用水洗净,入温水浸泡涨发后捞起,切成小片,入锅中加水烧沸后捞出,放入炖盅内,加入清水、冰糖封口,上笼蒸 2 小时左右取出,倒入锅内,加入蜂蜜煮沸,出锅装汤碗即成。

【用　法】　佐餐食用。

【功　用】　补中润燥,强筋骨。适用于高血压病、心脑血管病。

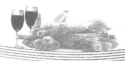

 佛家豆衣

【组　成】　油皮 500 克,香菇汤 300 毫升,生姜末 20 克,味精 2 克,酱油 50 克,白糖 30 克,五香粉 1.5 克,香油 100 克。

【制　法】　炒锅置火上,加入香菇汤、酱油、白糖、生姜末、味精,煮开,将油皮撕成长 3 厘米、宽 1.5 厘米的长条,放入煮好的汤内拌匀,离火待汤稍凉后,将油皮揉搓透,使汤汁全部被油皮吸干,淋上香油拌匀。然后用白净粗布将油皮卷成直径 3 厘米、长 30 厘米的圆柱形,外面用细布袋扎紧,上笼用大火蒸 4 小时左右取出,待完全冷却后,去掉布袋和包布,在表面抹上香油,顺长剖开,切成薄片,整齐码放盘中即成。

【用　法】　佐餐食用。

【功　用】　降低血脂,软化血管。适用于高脂血症、心脑血管病。

 茯苓桂枝饺子

【组　成】　茯苓 20 克,桂枝 6 克,面粉 200 克,猪瘦肉 100 克,生姜 5克,葱 10 克,食盐 2 克,酱油 10 克,白菜 200 克,植物油 50 克。

【制　法】　把茯苓打粉;桂枝先另煎煮 25 分钟,留汁 50 毫升;猪瘦肉洗净,剁成泥;白菜用沸水焯透,切碎;姜、葱切细;面粉用桂枝药汁和清水合成面团;将猪肉、白菜、葱、姜、熟植物油、食盐、酱油拌匀,制成饺子馅;面团加入茯苓粉,揉匀,用湿毛巾遮盖 30 分钟,待面团发好,则可如常规制作饺子皮,并一一包成饺子。锅内加入清水,用大火煮沸,然后根据需要,下入饺子,待饺子漂浮起来,再煮 5 分钟即成。

【用　法】　每日 1 次,一次食 50 克饺子。

【功　用】　除湿健脾,散寒祛瘀。适用于心脑血管病。

 茯神丹参炖白鸭

【组　成】　茯神 30 克,丹参 20 克,冬瓜 500 克,白鸭 1 只,黄酒、葱

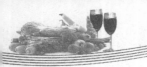

花、姜末、食盐、味精、香油、植物油各适量。

【制　法】　将白鸭宰杀,洗净,入沸水锅焯透;将茯神、丹参洗净后切成片,放入纱布袋中,扎紧袋口待用;冬瓜除去子,削去外皮后洗净,切成1厘米厚的薄块,入油锅,用大火煸炒一下待用。白鸭与茯神、丹参药袋同放入砂锅,加足量水,以淹没白鸭为度,大火煮沸,烹入黄酒,改用小火煨炖40分钟,取出药袋,加入煸炒过的冬瓜块,并加葱花、生姜末,继续用小火煨炖至鸭肉酥软,冬瓜酥烂,加食盐、味精,拌和均匀,淋入香油即可。

【用　法】　佐餐食用。

【功　用】　补益心脾,活血安神。适用于心脾两虚型心脑血管病等。

 ## 腐竹拌芹菜

【组　成】　水发腐竹200克,芹菜300克,香油、酱油、食盐、味精、米醋各适量。

【制　法】　将芹菜择洗干净,去老叶,放入开水锅中焯一下,再用凉水冲凉,切丝,装盘;水发腐竹切成丝,码在芹菜丝上;味精先用凉开水化开,同酱油、食盐、米醋一起兑成汁,浇在腐竹芹菜上,再加香油拌匀即成。

【用　法】　佐餐食用。

【功　用】　健脾益气,平肝降压,祛瘀降脂。适用于高脂血症、脂肪肝、心脑血管病、高血压病等。

 ## 葡汁乳鸽

【组　成】　葡萄酒200毫升,肥嫩光鸽4只,苹果1个,鲜葱50克,鲜生姜50克,食盐、味精、白糖、蒜头、黄酒、胡椒粉、洋葱、鲜汤、香油、植物油各适量。

【制　法】　将光鸽除尽细毛,洗净,剖开脊背,摘除内脏,剁去脚爪,

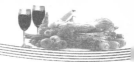

再洗净,然后放入沸水锅内稍焯,捞出放入垫好竹垫的砂锅内;将洋葱、鲜葱、鲜生姜、蒜头去皮后洗净,用刀面拍碎。炒锅上火,放油烧热,下蒜头、洋葱、鲜葱、生姜煸炒至呈淡黄色,加入黄酒、鲜汤,用大火煮片刻后,捞出蒜头、洋葱、鲜葱、生姜,再加入白糖、胡椒粉、食盐、味精,用手勺搅匀后,倒入砂锅内;苹果洗净,去皮,切成块,放入砂锅内,加上锅盖,用小火慢炖,待鸽肉酥烂后,取下砂锅,连汤一起倒入铁锅内,加入葡萄酒,用大火收浓汤汁,淋上香油,装入盆内即成。

【用　法】　佐餐食用。

【功　用】　补益肝肾,益气养血。适用于心脑血管病。

宫保兔肉丁

【组　成】　净兔肉 300 克,花生仁 50 克,食盐、干淀粉、辣酱、葱花、生姜末、白糖、黄酒、味精、植物油、湿淀粉各适量。

【制　法】　将花生仁下油锅炸熟备用;兔肉洗净,切成小丁块,用适量食盐略腌,撒上干淀粉拌匀,放入约六七成热油锅内炸至外脆内嫩,捞起沥干;炒锅内留油适量,放入辣酱、葱花、生姜末略煸,加适量白糖、黄酒、味精,倒入兔肉丁、花生仁,略加翻炒,将卤汁包住兔肉丁和花生仁,用湿淀粉勾芡即成。

【用　法】　佐餐食用。

【功　用】　补脾养胃,补益气血。适用于心脑血管病等。

瓜蒌半夏蒸乳鸽

【组　成】　瓜蒌 10 克,半夏 6 克,薤白 10 克,乳鸽 1 只,黄酒 10 克,葱 10 克,生姜 5 克,食盐 2 克,鸡汤 300 毫升。

【制　法】　把瓜蒌、半夏、薤白洗净,放入炖杯内,加水 50 毫升,在中火上煮沸 25 分钟,去药渣留汁待用;乳鸽宰杀后,去毛、内脏和爪;姜柏松,葱切段。把乳鸽放入蒸杯内,加入黄酒、食盐、葱、姜、药汁和鸡汤,置蒸笼内,用大火大气蒸 35 分钟即成。

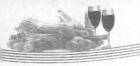

【用　法】　每3日食乳鸽1只,喝汤。

【功　用】　活血化瘀,祛痰通络。适用于心脑血管病。

　　　　　归 参 鸡　　　　

【组　成】　当归9克,党参15克,大枣10枚,仔鸡1只,黄酒10克,生姜5克,葱10克,食盐2克。

【制　法】　把当归、党参洗净,切片;仔鸡宰杀后,去毛、内脏及爪;姜拍松,葱切段,大枣去核。把鸡放在炖锅内,加入当归、党参、黄酒、姜、葱、食盐、大枣,注入清水2 000毫升。把炖锅置大火上烧沸,再用小火炖煮50分钟即成。

【用　法】　每日1次,佐餐食用,每次吃鸡肉50克,喝汤。

【功　用】　补中益气,补气补血。适用于气血两虚型心脑血管病。

　　　　　归 芪 蒸 鳗 鱼　　　

【组　成】　当归9克,黄芪18克,鳗鱼1尾(500克),香菇30克,食盐2克,葱5克,生姜5克,酱油10克,香油5克,鲜汤300毫升,黄酒适量。

【制　法】　把当归洗净,切片;黄芪润透,切片;鳗鱼洗净,去腮及内脏,剁成的5厘米长的段;葱切段,姜切丝,香菇切两半。把鳗鱼放在蒸盆内,用酱油、食盐、葱、姜腌渍30分钟,再加入黄芪、当归片及鲜汤,把香菇放在鳗鱼上,再把盛有鳗鱼的蒸盆置蒸笼内,用大火、大气蒸35分钟即成。

【用　法】　每日1次,佐餐食用,食鳗鱼喝汤。

【功　用】　益气和中,气血双补。适用于气血两虚型心脑血管病。

　　　　　归 子 乌 鸡 煲　　　

【组　成】　当归12克,沙苑子30克,陈皮5克,桂枝3克,乌鸡1 000

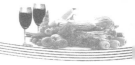

克(约1只),葱段、生姜片各5克,食盐1克,味精3克,白酒5克,酱油10克,植物油800克(实耗约75克)。

【制 法】 将乌鸡宰杀煺毛,除去内脏,洗净,沥净水待用;另将前4味中药洗净,煎煮取汁约250毫升放进煲锅备用。取炒锅加入植物油,置于大火上,待油八成热时将全乌鸡放进油中,炸至外皮金黄时捞出放入煲锅内,并加入500毫升水和药汁,再放进葱、生姜、食盐、酱油、白酒等,置大火上煲熟后加入味精即成。

【用 法】 佐餐食用。

【功 用】 补益气血。适用于心脑血管病等。

 ## 桂香卤牛肉

【组 成】 肉桂6克,丁香3克,八角6克,草果1个,红糖30克,植物油50克,鸡汤1500毫升,食盐5克,姜5克,葱10克,牛肉500克。

【制 法】 把锅烧热,加入植物油,烧六成熟时,加入葱、姜、红糖、食盐和鸡汤,并随即加入肉桂、丁香、八角、草果,用大火煮沸,煮30分钟,有香气为度;把牛肉洗净,切大块,放入锅内卤制1小时即成。

【用 法】 每日1次,佐餐食用,每次食牛肉30克。

【功 用】 温肾养血,祛寒止痛。适用于血虚寒闭型心脑血管病。

 ## 桂枝乳鸽

【组 成】 乳鸽1只,桂枝6克,生姜5克,甘草3克,大枣6枚,黄酒10克,食盐2克,胡椒3克,葱5克,酱油10克,鸡汤300毫升。

【制 法】 把乳鸽宰杀后,去毛、内脏及爪,用沸水焯一下捞起,抹上食盐、黄酒、酱油、胡椒,腌渍30分钟待用。将乳鸽放入蒸杯内,加入鸡汤,放入桂枝、生姜、甘草、大枣,再放入蒸笼内蒸50分钟即成。

【用 法】 每日1次,吃半只乳鸽,喝汤。

【功 用】 祛寒补血。适用于血虚寒闭型心脑血管病。

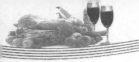

桂枝天麻蒸鲤鱼头

【组　成】　桂枝10克,天麻10克,川芎6克,茯苓10克,鲤鱼头1只(重约500克),鸡汤300毫升,黄酒10克,生姜5克,葱10克,食盐2克,酱油10克。

【制　法】　把天麻、桂枝、茯苓、川芎放蒸杯内,加水50毫升,用淘米水蒸30分钟后取出,除去药物,留下天麻、茯苓和汁液待用;把鱼头洗净,去腮,放入食盐、葱花、姜丝、黄酒、酱油拌匀,腌渍30分钟。将鱼头、茯苓、天麻同放蒸盆内,倒入药汁液和鸡汤,上笼,用大火、大气蒸25分钟即成。

【用　法】　每日1次,每次吃鱼头50克,喝汤,吃天麻、茯苓。

【功　用】　补脑祛瘀。适用于心脑血管病。

锅巴海参

【组　成】　水发海参500克,锅巴200克,冬笋50克,熟火腿、口蘑各35克,黄酒、食盐、酱油、味精、白糖、葱段、生姜片、胡椒粉、湿淀粉、鸡油、植物油、猪油、鲜汤各适量。

【制　法】　将海参洗净泥沙,片成抹刀片,下开水锅内焯一下,捞出沥净水;冬笋、口蘑洗净,火腿切片,锅巴掰成小块。锅内放猪油烧热,下葱、生姜炸黄,烹入黄酒、酱油,兑入鲜汤,加食盐、白糖、味精、胡椒粉煮开,拣去葱、生姜,撇去浮沫,下海参、火腿、冬笋、口蘑,用中火煮10分钟,湿淀粉勾芡,淋入鸡油,出锅装碗。另取一锅下植物油烧至七八成热,下锅巴,炸至金黄色时捞出,装入卧盘,再往锅巴上浇热油,与海参卤汁同上桌时,将海参卤汁浇在锅巴上,发出吱吱响声即成。

【用　法】　佐餐食用。

【功　用】　补肾益精,消食降脂。适用于心脑血管病、高脂血症等。

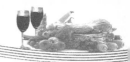

过油茄片

【组　成】　嫩茄子250克,鸡蛋1个,湿淀粉、植物油、葱花、蒜片、生姜末、食盐、醋、酱油、味精、鸡汤各适量。

【制　法】　将嫩茄子削皮,切成菱形片;将鸡蛋打散,加湿淀粉、食盐,调成糊,放入切好的茄子片拌匀。炒锅上火,加入油,烧至八成热,将挂糊的茄片放入油中划散,炸至茄片水分减少、色泽金黄、浮在油面时捞出。锅中留少许油,将葱花、蒜片、生姜末放入,煸炒出味后放入茄片,烹入少许醋、酱油,翻炒入味,加少许鸡汤,稍煮一下放味精,用湿淀粉勾芡,淋点明油,出锅即成。

【用　法】　佐餐食用。

【功　用】　清热消肿,利尿解毒。适用于心脑血管病、高血压病。

海参鸽蛋

【组　成】　水发海参1000克,鸽蛋12只,黄酒、食盐、酱油、葱段、生姜块、胡椒粉、熟猪油、鲜汤各适量。

【制　法】　抠去海参肚内薄膜,洗净,把海参顺长切成3条,放沸水锅内烫透,捞入冷水中;鸽蛋放凉水锅内煮熟捞出,剥去蛋壳。锅内放猪油烧热,投入葱、生姜煸至金黄色,烹入黄酒和酱油,倒入鲜汤煮沸,拣去葱、生姜,撇去浮沫,加入味精、胡椒粉、海参烧片刻,放入鸽蛋煮沸,淋入猪油即成。

【用　法】　佐餐食用。

【功　用】　益气滋阴,补气养血。适用于高血压病、心脑血管病。

何首乌煲鸡蛋

【组　成】　何首乌10克,鸡蛋2只,食盐2克,香油5克,鸡汤200毫升。

【制　法】　把何首乌烘干,打成细粉;鸡蛋煮熟,剥去壳;把鸡蛋放入锅内,加入鸡汤及首乌粉,再放入鸡蛋、食盐,用小火烫15分钟即成(食时加入香油)。

【用　法】　每日1次,每次吃1个,喝汤。

【功　用】　补肝肾,益精血。适用于阴亏肝郁型心脑血管病。

 ## 核桃红花鸡丁

【组　成】　鸡肉100克,核桃仁50克,青椒半只,枸杞子10克,红花6克,蒜肉5克,葱10克,生姜5克,食盐2克,胡椒粉5克,蛋白1个,生粉20克,酱油10克,白糖10克,植物油50克。

【制　法】　核桃去壳留仁;红花洗净;枸杞子洗净,去杂质;鸡肉洗净,切成2厘米见方的丁,放在碗内,加入食盐、胡椒粉、蛋白生粉拌匀,腌渍30分钟;青椒切成小块;核桃用热水略浸捞起,沥干水分,用热油炸脆捞起,沥干油分。油放炒锅内,烧六成熟时,下入鸡块,滑透捞出,沥干油分;青椒用少许油炒后盛起;蒜肉、葱花放炒锅内用植物油爆香,将鸡丁、核桃仁、枸杞子、红花、青椒也一同放入,加入黄酒,放入食盐、酱油、白糖炒匀,最后加入炸香的核桃仁翻炒后即成。

【用　法】　每日1次,每次食鸡肉50克,核桃仁20克。

【功　用】　滋补肝肾,补脑祛瘀。适用于心脑血管病。

 ## 荷叶米粉肉

【组　成】　新鲜荷叶5张,猪瘦肉250克,粳米250克,食盐、酱油、植物油、淀粉等各适量。

【制　法】　将粳米洗净,捣成米粉;猪肉切成厚片,加入酱油、食盐、食油、淀粉等搅拌均匀备用。将荷叶洗净,裁成10块,把肉和米粉包入荷叶内,卷成长方形,放蒸笼中蒸30分钟,取出即可。

【用　法】　佐餐酌量食。

【功　用】　健脾养胃,升清降浊,降血脂。适用于心脑血管病、高脂

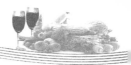
血症。

 木耳菜心拌豆干

【组　成】　豆腐干100克,白菜心200克,香菜50克,黑木耳25克,葱、花椒油、食盐、甜面酱、味精各适量。

【制　法】　将豆腐干洗净,切丝,用沸水浸泡使之变软,捞出控净水分,码在盘内;白菜心洗净,切成细丝,用沸水焯烫一下,取出晾凉,放入盛豆腐干丝的盘中;将黑木耳泡发,洗净,撕成小块,放入沸水中焯一下,捞出沥干水,放在豆腐干丝上;葱剥洗干净,切细丝,也放在豆腐干丝上;香菜洗净,切成1厘米的段,放在白菜丝的上面;碗内放甜面酱、食盐、花椒油、味精,调成味汁,然后浇在豆腐干丝盘内,拌匀即可。

【用　法】　佐餐食用。

【功　用】　降脂祛瘀,养心护脑,益寿延年。适用于高脂血症、心脑血管病、高血压病等。

 黑木耳炒卷心菜

【组　成】　卷心菜250克,水发黑木耳75克,植物油、香油、食盐、酱油、白糖、米醋、湿淀粉各适量。

【制　法】　将卷心菜去老叶,洗净,撕成大片,沥干水分;黑木耳洗净,控净水。炒锅上火,放油烧热,下黑木耳、卷心菜煸炒,加入酱油、食盐、白糖调味,入味后用湿淀粉勾芡,加入米醋,淋上香油即成。

【用　法】　佐餐食用。

【功　用】　开胃健脾,活血化瘀,散结消积。适用于高脂血症、高血压病等心脑血管病。

 黑芝麻兔肉

【组　成】　兔肉500克,黑芝麻30克,葱、生姜、味精、食盐、花椒、香

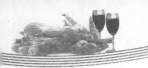

油、卤汁各适量。

【制　法】　将兔肉去净皮、爪、内脏，洗净，放入锅内，去血水，撇沫后，放入葱节、生姜片、花椒等，将兔肉煮熟捞出，稍凉，再放入卤汁锅内，用小火卤制1小时，捞出晾凉，剁成2厘米左右的方块，装盘；将黑芝麻淘洗干净，放入锅内炒香；在碗内放味精、香油调匀，边搅边将黑芝麻放入，然后浇在兔肉上即成。

【用　法】　佐餐食用。

【功　用】　补血润燥，补中益气。适用于心脑血管病等。

 ## 红花丹参蒸鱼翅

【组　成】　红花6克，丹参6克，桃仁3克，川芎4克，鱼翅50克，菜心100克，火腿肉50克，黄酒10克，葱10克，生姜5克，食盐2克，鸡汤100毫升。

【制　法】　把红花、丹参、桃仁、川芎分别洗净，装入蒸杯内，加水50毫升，上笼蒸1小时，取出，去渣，留药液待用；鱼翅发透，撕成丝状；火腿切片；菜心洗净，切4厘米长的段；生姜拍松，葱切段。把药汁液、鱼翅、黄酒、生姜、葱、食盐、菜心、火腿肉同放蒸杯内，再加入鸡汤，置蒸笼内，用大火大气蒸30分钟即成。

【用　法】　佐餐食用或单服，每日2次，每次服用1/2份，一天服完。

【功　用】　活血化瘀，滋补气血。适用于瘀阻心络型心脑血管病。

 ## 红花党参蒸鹌鹑

【组　成】　红花10克，党参15克，鹌鹑2只，黄酒10克，葱10克，生姜5克，食盐2克，鸡汤250毫升，酱油5克，胡椒粉3克。

【制　法】　把红花洗净，党参切片；鹌鹑宰杀后，去毛及内脏、爪；葱切花，姜切片。把鹌鹑放沸水内焯一下捞起，放入蒸盆内，加入黄酒、食盐、酱油、葱、姜，拌匀，腌渍30分钟加入鸡汤，把红花、党参放在鹌鹑身上；蒸盆入蒸笼，大火大气蒸30分钟即成。

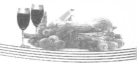

【用　法】　佐餐食用;每日 1 次,每次食鹌鹑 1 只,喝汤。

【功　用】　补气血,祛瘀阻。适用于心脑血管病。

 红花归参炒花枝

【组　成】　红花 6 克,党参 9 克,当归 6 克,鲜花菜 100 克,鲜墨鱼(花枝)200 克,黄酒 10 克,葱 10 克,生姜 5 克,食盐 2 克,植物油 50 克。

【制　法】　把红花洗净,党参、当归切片,放蒸碗内,加水 20 毫升蒸熟;把鲜墨鱼洗净,切成 4 厘米见方的块;葱切段;花菜撕成小朵。把植物油放入热锅内,烧六成熟时,下入葱、姜爆香,随即下入墨鱼、花菜、红花、党参、当归片和原汤药汁,翻炒至熟即成。

【用　法】　每日 1 次,佐餐食用。

【功　用】　活血祛瘀,补气益血。适用于心脑血管病、心绞痛。

 烩什锦玉米

【组　成】　罐头玉米 200 克,海参 10 克,鲜豌豆、水发口蘑、冬笋各 15 克,鸡汤、葱姜汁、食盐、味精、白糖、黄酒、湿淀粉、鸡油各适量。

【制　法】　将水发口蘑洗净;海参水发后去肠,洗净,用开水焯一下过凉水;将口蘑、海参、冬笋均切成小丁;鲜豌豆洗净,下沸水锅焯一下,用凉水过凉。锅内放入鸡汤、罐头玉米搅匀,下入葱姜汁、口蘑丁、海参丁、冬笋丁及鲜豌豆,稍煮入味后放入食盐、味精、黄酒、白糖,开锅后撇去浮沫,用湿淀粉勾薄芡,淋入鸡油,倒入大碗中即成。

【用　法】　佐餐食用。

【功　用】　健脾开胃,祛瘀降脂。适用于脂肪肝、高脂血症、心脑血管病、高血压病等。

 鸡蛋炒洋葱

【组　成】　洋葱 200 克,鸡蛋 3 个,植物油、食盐、味精各适量。

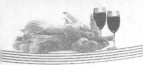

【制　法】　将洋葱洗净,切丝;鸡蛋打入碗中调匀;将植物油倒入铁锅烧热,下鸡蛋炒成结块状,盛出备用。再加植物油将洋葱炒熟,然后放入炒好的鸡蛋及食盐,加少许清水,盖锅煮 5 分钟,放入味精,煮沸后盛盘中即成。

【用　法】　佐餐食用。

【功　用】　化痰祛瘀,降压降脂。适用于高血压病、高脂血症、心脑血管病。

 鸡汁豆干

【组　成】　小白干 500 克,老母鸡半只,食盐、胡椒粉、葱段、生姜片、黄酒各适量。

【制　法】　将老母鸡初加工后用清水洗净;锅内加清水,下老母鸡,上火煮沸,撇去浮沫,加葱段、生姜片、黄酒,改用小火慢煮 2 小时以上,待老母鸡肉酥烂、鸡汤鲜浓时,捞出鸡肉,用纱布将鸡汤过滤,除去杂质、血沫待用;小白干入热水锅焯水,去掉部分豆腥味,捞出沥干水分。汤锅洗净,倒入鸡汤,放入小白干,再加少许食盐,上火卤制,直至白干吸收鸡汤鲜味并有咸味后,下胡椒粉,捞出冷却,即可食用或出锅热吃。

【用　法】　佐餐食用。

【功　用】　健脾益气,滋阴补虚。适用于高脂血症、高血压病等心脑血管病。

 煎藕肉饼

【组　成】　猪肉 250 克,鲜藕 500 克,鸡蛋 1 个,面粉 200 克,香葱花 25 克,生姜末、黄酒、食盐、味精、植物油、辣酱油各适量。

【制　法】　将猪肉洗净,切成小块,用绞肉机绞成肉末;鲜藕去根、节,洗净,切成厚片;鸡蛋打散,调入面粉、食盐及少许清水,搅成面糊;将猪肉末、香葱花、生姜末、食盐、味精、黄酒放入碗内,拌匀成肉馅,把肉馅嵌入藕片孔内(不宜嵌肉过多,以免难熟),蘸上面糊。将铁板烧烤机调至中温,预热后倒入植物油,待油温五成热时,放入藕肉饼,煎至两面金黄香熟,即可取出盛盆。

【用　法】　佐餐食,量随意,配上辣酱油,趁热食用。

【功　用】　健脾止血,清热消瘀。适用于脂肪肝、高脂血症、心脑血管病。

 姜葱滑鸡煲

【组　成】　当归6克,肉桂6克,大枣6枚,鸡肉200克,火腿肉50克,香菇20克,胡萝卜50克,生姜10克,葱10克,食盐2克,酱油10克,鸡汤300毫升,植物油50克。

【制　法】　把当归、肉桂洗净;大枣洗净后去核;鸡肉切成4厘米的块;火腿肉也切4厘米见方块;胡萝卜切4厘米见方的块;姜拍松,葱切段,香菇洗净后一切两半。炒锅置大火上烧热,加入植物油,烧六成熟时,下入姜、葱爆香,下入鸡肉、香菇、当归、肉桂、大枣、胡萝卜、火腿肉,炒匀,加入鸡汤,用小火煲至稠浓即成。

【用　法】　每日1次,佐餐食用,每次吃鸡肉50克,随意食香菇、胡萝卜、大枣和当归。

【功　用】　补气血,祛寒闭。适用于血虚寒闭型心脑血管病。

 酱爆兔肉丁

【组　成】　净兔肉300克,食盐、干淀粉、辣酱、葱花、生姜粒、白糖、黄酒、味精、植物油各适量。

【制　法】　将兔肉洗净,切成小丁块,用适量食盐略腌,撒上干淀粉拌匀,放入六七成热油锅内,炸至外脆内嫩,捞起沥干;炒锅内留油适量,放入辣酱、葱花、生姜粒略煸,加适量白糖、黄酒、味精,倒入兔肉丁,略翻炒,将卤汁包住兔肉丁即成。

【用　法】　佐餐食用。

【功　用】　补脾健胃,益气养血。适用于心脑血管病等。

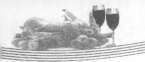
椒盐茄子饼

【组　成】　茄子 300 克,肉酱 100 克,黄酒、食盐、味精、葱花、鸡蛋、干淀粉、植物油、花椒盐各适量。

【制　法】　将茄子洗净后去皮,切成直径 3 厘米的夹刀片(第一刀切断,第二刀不切断);肉酱中加入黄酒、食盐、味精、葱花,搅拌上劲;鸡蛋磕入碗内搅匀,放入干淀粉,调成蛋糊;在茄夹内撒上少许干淀粉后,将肉酱嵌入,成茄饼。炒锅上火,放油烧到六成热,将茄饼挂蛋糊后,逐一下锅炸熟捞起;待油温升高到八成热,再将茄饼放入复炸,直至茄饼发脆后捞起装盘,随同花椒盐上桌。

【用　法】　佐餐食用。

【功　用】　清热解毒,活血通络。适用于心脑血管病、高脂血症等。

芥末鸭掌

【组　成】　鸭掌 5 对,芥末 10 克,黄瓜 150 克,食盐、味精、香油各适量。

【制　法】　将鸭掌洗净,放入沸水锅内煮半个小时,煮至鸭掌熟透,捞出后用凉水浸泡;将鸭掌捞出,沥尽凉水,用刀在鸭掌底部沿趾爪划开掌皮,取出掌骨及趾骨(保持鸭掌形状的完整);黄瓜洗净,纵向剖开,横向切成薄片,平铺在盘中,整齐地铺满盘面,然后摆上鸭掌;将芥末粉调入水,上笼蒸 10 分钟后取出;调入味精、食盐、香油,调匀后将芥末汁浇在鸭掌上即成。

【用　法】　佐餐食用。

【功　用】　利气豁痰。适用于痰浊阻滞型心脑血管病、肺心病等。

韭黄炒兔丝

【组　成】　净兔肉 200 克,韭黄 150 克,红辣椒 2 只,鸡蛋(取清)1

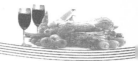

只,生姜汁、黄酒、食盐、湿淀粉、白糖、酱油、香油、植物油各适量。

【制　法】　将兔肉洗净,切丝,用生姜汁、黄酒、食盐略腌,用湿淀粉和鸡蛋清抓拌上浆;韭黄洗净,切成 5 厘米长;红辣椒洗净,切成丝;将适量白糖、酱油、香油、湿淀粉放入小碗内兑成芡汁。炒锅内放油适量,油热后放入兔丝煸透,加入韭黄、红辣椒丝,再略煸炒,烹入芡汁,略翻炒即成。

【用　法】　佐餐食用。

【功　用】　补中益气,凉血解毒。适用于心脑血管病等。

 ## 菊花兔肉块

【组　成】　家兔 1 只,白菊花 1 克,黄酒 50 克,葱花、生姜丝、植物油、咖喱粉、大蒜、洋葱、味精、湿淀粉、香油各适量。

【制　法】　将家兔剥皮,洗净,带骨剁成 5 厘米的方块,用黄酒、食盐和适量的葱花、生姜丝腌制 20 分钟,拣去葱花、生姜丝,放在平锅中用油煎成淡黄色,捞在盛器内;炒锅上火,放油烧热,下咖喱粉和菊花,用手勺搅动,不要炒老,以免失去香味;待咖喱粉炒熟,加入鲜汤,再放入大蒜瓣、洋葱块和生姜丝,将煎好的兔块倒入,煮熟,淋上香油,推匀即成。

【用　法】　佐餐食用。

【功　用】　健脾益肤,平肝降压。适用于心脑血管病等。

 ## 荔枝蒸鹌鹑

【组　成】　荔枝肉 25 克,鹌鹑 2 只,食盐、味精、白糖、鲜汤各适量。

【制　法】　将鹌鹑宰杀,去毛及内脏,洗净后与荔枝肉一同放入炖盅,加入食盐、味精、白糖、鲜汤,隔水用大火炖烂即成。

【用　法】　佐餐食用。

【功　用】　滋阴益心,解毒养肝。适用于心脑血管病等。

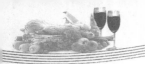

 荔枝煮香蕉菠萝

【组　成】　罐头荔枝、香蕉肉、罐头菠萝各100克，白糖30克，糖桂花、湿淀粉各适量。

【制　法】　将罐头荔枝、香蕉肉、罐头菠萝均切成片。锅上火，加入清水、白糖、荔枝片、菠萝片、香蕉片，煮沸后撇去浮沫，用湿淀粉勾稀芡，再放入糖桂花，起锅装盘即成。

【用　法】　当点心食用。

【功　用】　生津降压，健脾开胃。适用于高脂血症、高血压病等心脑血管病。

 栗子烧大白菜

【组　成】　生栗子50克，白菜200克，枸杞子25克，酱油、植物油、食盐、白糖各适量。

【制　法】　将栗子切开一个小口，煮至半熟，剥去外壳，切成两半；把白菜洗净，切成3厘米长的段。炒锅上火，放油烧热，放入白菜过油炸黄，再放入栗子、枸杞子及适量水，并调入酱油、食盐，拌匀，盖好炒锅盖，用小火焖片刻，放入糖拌匀，焖软即成。

【用　法】　佐餐食用。

【功　用】　健脾养胃，补益肝肾。适用于高血压病、心脑血管病。

 莲子炒虾仁

【组　成】　莲子、核桃仁各25克，山楂10克，虾仁100克，生姜、葱、食盐、味精、植物油各适量。

【制　法】　莲子洗净，煮熟后捞出，沥水；山楂去核，切片；虾仁洗净，生姜切片，葱切段。炒锅置大火上烧热，加入植物油，六成热时，放入核桃仁，改用小火炸香，捞出沥油；锅内留底油，烧至六成热时下入生姜、

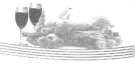

葱爆香,随即下入虾仁、山楂、莲子、食盐,放入已炸香的核桃仁、味精,炒匀即成。

【用　　法】　每日 1 次,佐餐食用。

【功　　用】　强心,降脂,祛瘀。适用于高脂血症、心脑血管病。

 ## 莲子栗子炖兔肉

【组　　成】　兔肉 500 克,栗子 100 克,莲子、核桃仁各 50 克,山楂 20 克,黄酒、酱油、食盐、白糖、生姜末、葱花、蒜瓣各适量。

【制　　法】　将兔肉洗净,切块,与山楂、栗子、莲子、核桃仁一同炖煮,八成熟后,加黄酒、酱油、食盐、白糖、葱、生姜、蒜,待熟烂即成。

【用　　法】　佐餐食用。

【功　　用】　强身健体,扶正抗邪。适用于心脑血管病、高脂血症等。

 ## 莲子首乌羊肉

【组　　成】　羊瘦肉 750 克,炙何首乌 50 克,黑豆、莲子、核桃仁各 30 克,胡萝卜 300 克,植物油、生姜、葱、胡椒粉、食盐、黄酒、酱油各适量。

【制　　法】　羊肉洗净,入沸水中汆去血水,切成指头大小的方块;生姜洗净,拍破;葱洗净,切段;黑豆、莲子、核桃仁洗净;胡萝卜洗净,切滚刀块。锅内注入植物油,置火上烧至七成热时下羊肉块炸 3 分钟,捞出沥去油;锅内留底油,下生姜、葱炝锅后,放入羊肉块、何首乌、胡椒粉、食盐、黄酒、酱油、黑豆、莲子、核桃仁,再注入清水适量,大火煮开,打去浮沫,改小火煮至羊肉七成熟时,下胡萝卜煮至全熟烂,拣出葱、生姜、何首乌不用,加味精调味,收汁装盘即成。

【用　　法】　佐餐食用。

【功　　用】　补心肾,益精血。适用于高脂血症、高血压病、心脑血管病。

莲子猪心

【组　成】　莲子 100 克,核桃仁 50 克,猪心 150 克,黄酒、食盐、生姜、葱、糖、生菜各适量。

【制　法】　核桃仁用开水浸泡一下,剥去皮,洗净,沥干水分;生姜洗净,去皮,切片;葱剥洗干净,切段;猪心切薄片,用清水浸泡 1～2 小时。莲子、核桃仁、猪心一同放入锅中,加黄酒、食盐、生姜片及葱,添水适量,锅置于火上煮沸,小火炖煮至熟烂,将糖、生菜放入即成。

【用　法】　佐餐食用。

【功　用】　补虚养心,活血化瘀。适用于心脑血管病等。

 ## 灵芝甲鱼

【组　成】　灵芝 10 克,甲鱼 1 只(重约 1000 克),黄酒、食盐、味精、葱段、生姜片、鲜汤各适量。

【制　法】　将甲鱼放沸水锅中烫死,剁去头爪,揭去硬壳,掏出内脏洗净,切成 1 厘米见方的块,摆入碗内;灵芝洗净,切成小块,与甲鱼、黄酒、食盐、味精、葱段、生姜片、鲜汤一同放入蒸碗内,上笼蒸 2 小时即成。

【用　法】　佐餐食用。

【功　用】　滋阴润肺,养心安神。适用于心脑血管病、高血压病、糖尿病。

 ## 芦根煮兔肉

【组　成】　兔肉 1 000 克,鲜芦苇根 100 克,生姜 20 克,食盐、酱油、醋、香油各适量。

【制　法】　将兔肉洗净血迹,切成大块,放入锅内;鲜芦苇根洗净,切成 2 厘米长的段;生姜切成片。上物一同放入锅内,加适量清水、食盐,大火起热锅,水开后改成小火煮,煮熟后将大块兔肉捞出,切成细丁,加

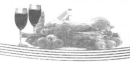

酱油、醋、香油调匀,盛入盘内食用。

【用　法】　佐餐食用。

【功　用】　益胃和中,除热降火,润肺化痰。适用于心脑血管病等。

 ### 绿豆芽炒山楂

【组　成】　鲜山楂 100 克,绿豆芽 300 克,花椒 5 粒,葱、生姜、食盐、黄酒、味精、植物油各适量。

【制　法】　将绿豆芽漂洗干净,沥干;鲜山楂去核,切成丝;葱、生姜切丝。炒锅上火,放植物油烧至四成热,放入花椒炸出香味时捞出弃去,再放入葱、生姜丝煸香,加入绿豆芽翻炒,加黄酒、食盐、山楂炒几下,加入味精颠翻几下即成。

【用　法】　佐餐食用。

【功　用】　消食开胃,减肥降脂。适用于心脑血管病、高脂血症。

 ### 绿豆芽炒兔肉

【组　成】　绿豆芽 250 克,兔肉 100 克,生姜丝、香油、食盐各适量。

【制　法】　将兔肉洗净,切丝,并用食盐、白糖、酒、芡粉等腌制;绿豆芽剪去头尾,洗净。炒锅上火,放油烧热,放入兔肉丝炒至刚熟取出;炒锅上火,放油烧热,下生姜丝、绿豆芽、食盐,炒至七成熟,加入兔肉丝同炒片刻,调味,下香油即成。

【用　法】　佐餐食用。

【功　用】　补中益气,清热解毒。适用于心脑血管病、高血压病。

 ### 香油拌茄泥

【组　成】　茄子 350 克,香油、芝麻酱、食盐、香菜、韭菜、蒜泥各适量。

【制　法】　将茄子削去蒂托,去皮,切成 0.3 厘米厚的片,放入碗中,

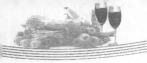

上笼蒸 25 分钟,出笼后略放凉;将蒸过的茄子去掉水,加入香油、食盐、芝麻酱、香菜、韭菜、蒜泥,拌匀即成。

【用　法】　佐餐食用。

【功　用】　清热活血,止痛消肿。适用于高血压病、心脑血管病。

木耳拌芹菜

【组　成】　水发黑木耳 100 克,芹菜 250 克,植物油、食盐、味精、红糖、胡椒粉、香油各适量。

【制　法】　将水发黑木耳洗净,入沸水锅中焯一下,捞出,冷却后沥干备用;将芹菜去杂,洗净,入沸水锅稍焯片刻,捞出,切成 2 厘米长的小段,码入菜盘,并将黑木耳铺放在芹菜段上。另取锅置火上,加植物油适量,烧至六成热时,加清水少许,加食盐、味精、红糖、胡椒粉,拌成调味汁,倒入木耳芹菜盘中,淋入香油即成。

【用　法】　佐餐食用。

【功　用】　润燥祛风,平肝降压。适用于高血压病、高脂血症、心脑血管病、习惯性便秘。

嫩玉米炒猪肉末

【组　成】　嫩玉米 200 克,青辣椒 1 只,猪里脊肉末 200 克,猪油 20 克,酱油、生姜末、淀粉、胡椒粉、食盐、味精、植物油各适量。

【制　法】　将玉米剥出粒;猪里脊肉末放碗中,放酱油 1 匙,少许胡椒粉,拌匀稍腌 10 分钟,加入淀粉拌匀。炒锅上火,放油烧热,撒生姜末煸出香味,下猪肉末煎炒至八成熟装盘;炒锅上火,放油烧热,放玉米粒、食盐翻炒,再下猪肉末、青椒丝、味精同炒,勾芡上盆即成。

【用　法】　佐餐食用。

【功　用】　补益五脏、利水消肿。适用于心脑血管病等。

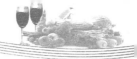

（六）主 食 方

 扁豆赤豆糕

【组　成】　白扁豆粒500克，赤小豆250克，白糖150克，金橘饼、葡萄干、芝麻各50克，糖桂花20克，冬瓜条、核桃仁、蜜枣、蜜饯大枣、蜜饯绿瓜、熟猪油各100克。

【制　法】　将白扁豆粒去杂，洗净，入锅加水，置大火上煮沸后再煮15分钟，离火闷15分钟，倒入锅内，加水适量，置大火上煮成七成熟时捞出，用纱布包好，入笼用大火蒸约15分钟取出，趁热揉搓成扁豆泥，盛入盆中；赤小豆洗净入锅，加水后置大火上煮沸，再用小火煮约3小时，盛入淘罗，下置一盆，用手揉擦赤小豆，边揉边加清水，使豆去壳，流出细沙，罗内只剩豆壳；静置后弃掉上层清水即成赤豆沙，将赤豆沙倒入布袋，扎紧袋口挤干水分。炒锅置中火上，倒入赤豆沙，加入白糖和水，拌炒至水分干后加入熟猪油、糖桂花、金橘饼（切末）、冬瓜条、核桃仁、蜜枣、葡萄干、芝麻（先碾碎），拌炒5分钟，使水分蒸发并呈褐红色时，制成赤豆沙馅，晾凉；案板上铺纱布，将白扁豆泥摊在上面，用擀面杖擀成45厘米长、24厘米宽、1厘米厚的长方条，在白扁豆泥的前一半上面平铺赤豆沙，将另一半连同纱布一起折叠在赤豆沙馅上，再擀成80厘米长、8厘米宽、1厘米厚的长方条，揭去纱布，撒上白糖、糖桂花、蜜饯大枣、蜜饯绿瓜，切成边长3厘米、厚2厘米的菱形块即成。

【用　法】　当主食食用。

【功　用】　养心健脾，消肿解毒。适用于心脑血管病、高血压病等。

 菠萝鸡饭

【组　成】　仔鸡1500克，菠萝丁700克，炸面包丁、煮鸡蛋丁各100克，粳米饭500克，芹菜、胡萝卜、洋葱丝各50克，炸干葱25克，植物油、干辣椒、炸花生仁丁、火腿丁、姜黄粉、番茄酱、油炒面、食盐、味精、胡椒粉各适量。

【制　法】　粳米饭放入炸干葱与姜黄粉同炒;将菠萝丁、炸面包丁、炸花生仁丁、火腿丁、煮鸡蛋丁搅匀,拌入米饭中。炒锅上火,放油烧热,将仔鸡炸上色捞出,剁4块;炒锅上火,放油烧热,下洋葱丝、干辣椒煸炒,放番茄酱、油炒面、食盐、味精、胡椒粉、芹菜、胡萝卜和鸡块炒熟,再加入米饭中即成。

【用　法】　作主食食用。

【功　用】　双补气血,祛脂降压。适用于高脂血症、高血压病等心脑血管病。

参枣米饭

【组　成】　党参15克,大枣10枚,粳米500克。

【制　法】　把党参烘干,打成细粉;大枣洗净,去核;粳米淘洗干净待用。把粳米、大枣、党参粉同放电饭煲内,加水适量,如常规将饭煲熟即成。

【用　法】　每天1次,当主食服用。

【功　用】　生津除烦,双补气血。适用于气血两虚型心脑血管病。

蚕豆糕

【组　成】　蚕豆250克,红糖150克。

【制　法】　将蚕豆用清水泡发,剥去皮后放入锅中,加水适量,煮烂后加入红糖,搅拌均匀,绞压成泥,待冷,以干净的塑料瓶盖或啤酒瓶盖为模,将糕料填压成饼状,摆在盘内即成。

【用　法】　当点心食用。

【功　用】　利湿消肿,祛瘀降脂。适用于高脂血症、脂肪肝、心脑血管病、高血压病等。

长命包子

【组　成】　马齿苋、韭菜各 500 克,葱、生姜、植物油、酱油、食盐、味精、鸡蛋各适量。

【制　法】　将马齿苋、韭菜分开洗净,阴干 2 小时,切碎末;将鸡蛋炒熟弄碎,和前 2 味拌匀,加调料为馅,和面制成包子,放在蒸笼上蒸熟即成。

【用　法】　当点心食用。

【功　用】　温中行气,散血解毒。适用于心脑血管病等。

大麦黄豆煎饼

【组　成】　大麦仁 500 克,黄豆 200 克。

【制　法】　将大麦仁、黄豆分别去杂,洗净,磨成稀糊后混匀。煎锅烧热,用勺盛稀糊入锅,摊成一张张很薄的煎饼即成。

【用　法】　当点心食用。

【功　用】　宽中化积,活血化瘀。适用于心脑血管病、脂肪肝、高脂血症、高血压病等。

豆粉鸡蛋饼

【组　成】　黄豆粉 150 克,面粉 100 克,玉米粉 200 克,鸡蛋 4 个,红糖 50 克,牛奶 150 克。

【制　法】　将黄豆粉、面粉、玉米粉混合均匀,加入打匀的鸡蛋液、牛奶和适量清水,和成面团,再做成油煎薄饼;红糖入锅,加水少量,熬成糖液,抹在油煎饼上,卷起即成。

【用　法】　佐餐食用。

【功　用】　滋阴养血,健脾益气,散瘀降脂。适用于脂肪肝、高脂血症、心脑血管病。

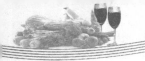

 ## 海带粳米饭

【组　成】　粳米 500 克，水发海带 100 克，食盐适量。

【制　法】　粳米拣去杂物，淘洗干净；海带放入凉水盆中洗净泥沙，切成小块。锅置火上，放入海带块和水，大火煮开，煮沸 5 分钟左右，煮出滋味，随即放入粳米和食盐，再煮开后，不断翻搅，煮 8～10 分钟，待米粒涨发、水快干时，盖上锅盖，用小火焖 10～15 分钟即熟。

【用　法】　作主食食用。

【功　用】　软坚化痰，利水泄热。适用于高脂血症、心脑血管病、高血压病等。

 ## 鸽肉红枣饭

【组　成】　肥大乳鸽 1 只，大枣 10 枚，香菇 3 个，生姜 5 克，粳米 150 克，白糖、植物油各适量。

【制　法】　将乳鸽洗净，斩块，以黄酒、白糖、植物油调汁腌渍；大枣、香菇、生姜片同时放入鸽肉碗中拌匀，待煮米饭的水将干时，将鸽肉、大枣铺于饭上，盖严后小火焖熟即成。

【用　法】　当正餐食用。

【功　用】　补阳益气，滋养肝肾，补益脾胃，生血解毒。适用于心脑血管病、贫血等。

 ## 黑木耳豆面饼

【组　成】　黑木耳 30 克，黄豆 200 克，大枣 200 克，面粉 250 克。

【制　法】　将黑木耳洗净，加水泡发，用小火煮熟烂备用；黄豆炒熟，磨成粉备用；大枣洗净，加水泡涨后置于锅内，加适量的水，用大火煮开后转用小火炖至熟烂，用筷子剔除皮、核备用。将大枣糊、黑木耳羹、黄豆粉一并与面粉和匀，制成饼，在平底锅上烙熟即成。

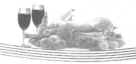

【用　法】　当点心食用。

【功　用】　益气健脾,润肺养心。适用于心脑血管病等。

 ## 开元寿面

【组　成】　白面条 500 克,豆芽 250 克,黄花菜 15 克,芹菜 60 克,水发香菇 30 克,嫩姜 3 克,植物油 75 克,味精 5 克,酱油 15 克。

【制　法】　将面条放入沸水锅中煮透,捞出沥干水分,抖松后淋上熟植物油(15 克)拌匀;将香菇、嫩姜切丝,芹菜焯一下切碎,豆芽洗净后去根,黄花菜切段备用。炒锅加热放油 60 克,九成热时取出一半,放入姜丝翻炒,加香菇、黄花菜翻炒,再加入酱油、味精,加水 250 毫升,煮沸后下面条、豆芽,加盖焖至汤干熟透,将留下的熟油拌入芹菜当菜。

【用　法】　当正餐食用。

【功　用】　健脾益气,补虚益精。适用于心脑血管病、高血压病。

 ## 麦冬牡蛎饭

【组　成】　麦冬 15 克,牡蛎 200 克,海带 30 克,香菇 2 朵,芹菜 10 克,洋葱 1 只,米饭 500 克。

【制　法】　将牡蛎洗净,浸水 6 小时;麦冬水煎取汁。将麦冬汁、牡蛎液加洗净的海带入锅,加水用中火煮开,再加香菇、芹菜、洋葱煮开,与米饭拌匀即成。

【用　法】　当正餐食用。

【功　用】　滋阴生津,养心安神。适用于心脑血管病等。

 ## 麦冬什锦饭

【组　成】　麦冬 20 克,粳米 1 000 克,鸡肉 100 克,红萝卜 50 克,油豆腐 50 克,莲藕 50 克,酱油、黄酒各适量。

【制　法】　将麦冬加适量水,小火煎煮 1 小时,取汁 1 杯;鸡肉切碎,

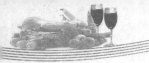

红萝卜切成细长片,莲藕切成圆片,与油豆腐一起加入淘洗干净的米中,再加酱油、少量酒,添入适量水,按常规煮熟即成。

【用　法】　当正餐食用。

【功　用】　益胃生津,养阴润燥,清心除烦。适用于心脑血管病等。

 ## 玫瑰糕

【组　成】　面粉 500 克,面肥 50 克,食碱 5 克,鲜玫瑰花、白糖各 150 克,葡萄干、青梅各 50 克。

【制　法】　将面肥用温水调匀,倒入盆内,再加入面粉和适量水,和成面团,发酵;将鲜玫瑰花洗净,搓碎;青梅切成小丁,与葡萄干拌和在一起备用。待面团发起后,加碱揉匀,再加入鲜玫瑰花和白糖揉匀,然后擀成 3 厘米厚的四方形面片,待用;将面片逐个擀好后,光面朝上放在屉中,将青梅、葡萄干均匀地撒在上面,稍按一下,在大火上蒸 40 分钟即熟,取出晾凉后切成块即成。

【用　法】　当点心食用。

【功　用】　活血消积,生津润肠,祛瘀降脂。适用于脂肪肝、高脂血症、心脑血管病。

 ## 糯米南瓜饼

【组　成】　糯米粉 400 克,南瓜 250 克,豆沙 200 克,白糖、植物油各适量。

【制　法】　南瓜洗净,切成块,放入蒸笼里蒸熟,冷却后剥去外皮,搅成糊状,加糯米粉和糖拌匀,搓拌成粉糕坯,散放到蒸笼里蒸熟,倒入涂过油的盆里冷却,再搓成圆长条,揪成 20 个剂子,将剂子用手按成旁边薄当中厚的圆形皮子,包上豆沙后,揉捏成饼形,即成南瓜饼生坯。将平底锅烧热,放油,再将生坯排放锅内,用小火煎成两面深黄色即成。

【用　法】　当点心食用或作为主食。

【功　用】　补中益气,消炎止痛,降糖降压。适用于心脑血管病、高

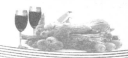

血压病等。

 ## 荞麦韭菜饼

【组　成】　荞麦面粉 400 克,韭菜 200 克,食盐、味精、胡椒粉、植物油各适量。

【制　法】　将韭菜洗净,切成细末;荞麦面粉加入适量清水拌匀成糊状,加入韭菜末、食盐、味精、胡椒粉拌匀。锅上火烧热,用植物油擦锅后,倒入荞麦韭菜糊摊平,翻动,至两面焦黄、香熟,盛盘即成。

【用　法】　当点心食用。

【功　用】　消积行气,活血散瘀。适用于高脂血症、脂肪肝、心脑血管病、糖尿病等。

 ## 芹菜肉馅饺子

【组　成】　面粉 400 克,芹菜 500 克,猪肉 150 克,葱花 40 克,生姜末、味精、面酱、猪油、香油、猪骨汤、蒜蓉、食盐、味精各适量。

【制　法】　将芹菜择洗干净,用沸水烫一下,放入凉水中投凉,捞出切成末,挤去水分;猪肉洗净,剁成肉末。炒锅上火,放猪油烧热,下入猪肉末,煸炒至七八成熟,放入面酱、生姜末、食盐、猪骨汤调匀,加味精,出锅装入容器中,冷却后加入芹菜末、葱花、香油,拌匀成馅料;将面粉加清水,拌匀,和成面团,揉匀揉透,盖湿布饧面 10 分钟,在案板上再稍揉几下,切成一个个小面剂,擀成中间稍厚的圆形面皮,包上馅料,捏成饺子生坯。净锅置大火上,加清水煮沸,下入饺子生坯,并用漏勺沿着锅底轻轻推动至饺坯上浮水面,水沸时点 2 次凉水,再煮沸即熟。

【用　法】　作主食食用。

【功　用】　平肝降压,清热祛瘀,利水消肿。适用于高血压病、心脑血管病、脂肪肝、高脂血症等。

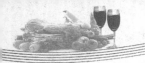

 什锦炒面

【组　成】　面条 500 克,冬笋、水发香菇、水发黑木耳、鲜蘑菇各 50 克,胡萝卜 30 克,香菜、食盐、味精、葱花、生姜末各 3 克,香油、植物油各适量。

【制　法】　炒锅上火,放入清水煮开,下入面条煮熟,捞出,入冷水中投凉,放入干屉布上晾干备用;冬笋、香菇、鲜蘑菇、胡萝卜均切丝,香菜切段。炒锅上火,放油烧热,下入葱花、生姜末煸出香味,放入冬笋丝、胡萝卜丝煸炒几下,再下入黑木耳、鲜蘑菇、香菇丝、面条翻炒,加食盐炒匀,放入香菜段和味精,淋入香油即成。

【用　法】　作主食食用。

【功　用】　健脾祛湿,降脂降压。适用于高脂血症、高血压病等心脑血管病。

 什锦软饭

【组　成】　粳米 250 克,牛奶 250 克,白糖 100 克,苹果丁 100 克,菠萝丁 50 克,蜜枣丁、葡萄干、青梅丁、碎核桃仁各 25 克,番茄沙司、玉米淀粉各 15 克。

【制　法】　将粳米淘洗干净,放入锅内,加入牛奶和适量清水,焖煮成软饭,再加入白糖适量拌匀;将番茄沙司、苹果丁、菠萝丁、蜜枣丁、葡萄干、青梅丁、碎核桃仁放入锅内,加入清水、白糖煮沸,用玉米粉勾芡,制成什锦沙司。再将米饭盛入小碗,然后扣入盘中,浇上什锦沙司即成。

【用　法】　佐餐食用。

【功　用】　益气健脾,养血补虚。适用于心脑血管病、高血压病等。

 柿饼饭

【组　成】　柿饼 100 克,粳米 200 克。

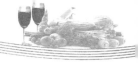

【制　法】　将柿饼洗净,去蒂,切碎;将粳米洗净,放入碗中,加入柿饼粒,用手拌匀,再加清水,上笼蒸成干饭即成。

【用　法】　作主食食用。

【功　用】　养胃止呕,健脾降压。适用于高血压病、心脑血管病。

素 炒 饼

【组　成】　烙饼 250 克,净白菜 100 克,植物油、酱油、葱花、食盐各适量。

【制　法】　将烙饼切成 5 厘米长细丝;白菜洗净,切细丝。炒锅上火,放油烧热,放入饼丝,过油后盛入盘内;原锅放油,下葱花炝锅,放入白菜丝煸炒,加酱油、食盐炒几下,再放入饼丝,加少许水,盖上盖,用小火焖一会儿,见饼焖透,搅匀,出锅即成。

【用　法】　作主食食用。

【功　用】　清热健脾,养心安神。适用于心脑血管病、失眠等。

桃仁茯苓糕

【组　成】　桃仁 6 克,茯苓 15 克,红花 6 克,面粉 200 克,白糖 30 克,发酵粉适量。

【制　法】　把桃仁用沸水焯透,去皮尖;茯苓切片,烘干,同桃仁共打细粉;面粉、药粉、红花加水揉成面团,加入发酵粉,发好后,做成 5 厘米大小的糕状;把糕放入蒸笼内,蒸 15 分钟即成。

【用　法】　每日 1 次,早餐食用,每次食 4 块。

【功　用】　活血化瘀,除湿健脾。适用于心脑血管病。

兔肉馄饨

【组　成】　兔肉 100 克,面粉 250 克,鸡蛋 1 个,黄酒、食盐、味精、葱花、淀粉、香油各适量。

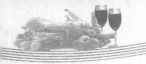

【制　法】　将兔肉洗净,剁成肉蓉,加入淀粉、黄酒、食盐、味精、葱花、香油,打入鸡蛋,搅拌均匀成馅;将面粉和成面团,擀成薄片,按常法包馄饨,下沸水锅煮熟食用。

【用　法】　佐餐食用。

【功　用】　补中益气,止渴健脾,凉血解毒,滋阴养颜。适用于心脑血管病等。

小枣粽子

【组　成】　糯米1 000克,小枣300克,粽叶500克,白糖50克。

【制　法】　将糯米淘洗干净,在清水中浸泡2小时;小枣洗净;粽叶用开水煮1小时,捞入清水中浸泡。取粽叶3片顺排好,折成漏斗状,先放入些泡好的糯米,再放入3～4个小枣,上面再放入糯米,使米与斗口相平,然后折下粽叶包住斗口,用线扎紧,即成粽子。将小枣粽子逐个码入锅中,倒满凉水,水要没过粽子,上面压一块重物,将粽子压实,盖上锅盖,在大火上煮2小时熟透即成。

【用　法】　剥去粽叶,蘸上白糖当点心食用。

【功　用】　健脾养血,宁心安神。适用于心脑血管病、失眠、便秘等。

羊肉二豆面

【组　成】　黄豆粉200克,绿豆粉400克,羊肉500克,酱油、食盐、葱段、生姜块、花椒、大茴香、香菜、酸菜各适量。

【制　法】　将绿豆粉和黄豆粉混匀,加水和成硬面团,制成细面条;羊肉洗净,切成小块,放开水锅中焯至半熟捞出,去掉锅中原汤杂物;将酱油、食盐、葱段、生姜块、花椒、大茴香及焯过的羊肉块放入锅内,加适量水,用小火炖至肉熟烂为止。锅上火,放水煮开,下入面条,煮熟后捞出装碗,浇上羊肉汤,放入炖好的羊肉、香菜末、酸菜丝及葱花即可。

【用　法】　作主食食用。

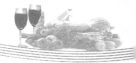

【功　　用】　健脾开胃，解毒利尿，温肾助阳。适用于心脑血管病、高血压病、糖尿病等。

 益寿杂面

【组　　成】　黄豆粉 3 份，绿豆粉 2 份，豇豆粉 2 份，面粉 3 份。

【制　　法】　将 3 种豆粉与面粉和好，揉好，用擀面杖轧成薄片，切成均匀细面条，放入开水锅内煮熟；食时配以炸酱、麻酱、浇卤，或炒食均可。

【用　　法】　当正餐食用。

【功　　用】　滋补强壮。适用于高血压病、心脑血管病。

 玉米粉烤饼

【组　　成】　玉米粉 500 克，黄油 100 克，白糖 30 克，鸡蛋 250 克，泡打粉 5 克，香草片 1 片。

【制　　法】　将黄油溶化后，加入白糖搅匀，打入鸡蛋，再搅匀，放入泡打粉、玉米粉、香草片，搅拌均匀成面糊；将烤盘放上不同形状的模子，在模子内抹上一层植物油，加入面糊，放进烤箱，烤至香熟即成。

【用　　法】　作为主食食用。

【功　　用】　健脾和胃，补虚降压。适用于心脑血管病、高血压病、习惯性便秘等。

 玉米面枣发糕

【组　　成】　玉米面 500 克，红糖 100 克，小枣 150 克，面肥 75 克，食碱 5 克。

【制　　法】　将小枣洗净，放入碗内，加水适量，上屉蒸熟，取出晾凉；面肥放入盆内，加水调匀，倒入玉米面，和成较软的面团，发酵，待面团发起，加碱和糖搅匀；将屉布浸湿铺好，把面团放在屉布上，用手蘸水抹平，

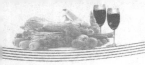
约2厘米厚,将小枣均匀地摆在上面,用手轻按一下,上笼用大火蒸30分钟即熟,取出扣在案板上,切成菱形小块即成。

【用　法】　作主食用。

【功　用】　健脾益胃,养血安神,降浊利尿。适用于心脑血管病、高血压病等。

 ## 玉竹茯神饼

【组　成】　玉竹20克,茯神30克,粳米100克,白糖30克。

【制　法】　将玉竹晒干,切片,研成细粉;茯神切片,阴干,研成细粉;粳米淘净,研成细粉,与玉竹粉、茯神粉、白糖同入锅中,加适量的清水,调成糊状,用小火在平锅中摊烙成薄饼即成。

【用　法】　当点心随意食用。

【功　用】　养阴安神。适用于心脑血管病等。

 ## 玉竹肉饭

【组　成】　粳米1000克,玉竹25克,猪瘦肉300克,青菜250克,葱花8克,生姜末5克,食盐15克,味精1克,白糖5克,黄酒10克,植物油25克。

【制　法】　将玉竹用温水泡过,用清水洗净;把青菜择去老黄叶片,清水洗净,切成条备用;将猪瘦肉洗净后,切成肉片。炒锅上火,放油烧热,放入猪肉煸炒至水干,加入食盐、黄酒、白糖、味精、葱花、生姜末、煸炒至肉熟,加入青菜炒至入味,把粳米淘洗净,下锅,加入适量清水,先用大火煮沸,倒入玉竹,煮至水将收干时,倒入肉菜,改用小火焖煮至饭熟透即成。

【用　法】　当正餐食用。

【功　用】　补中益气。适用于心脑血管病等。

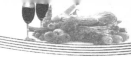

 豆腐蛋花汤面

【组　成】　豆腐 400 克,面条 250 克,鸡蛋 1 个,黄瓜 50 克,食盐、味精、胡椒粉、醋、鸡汤各适量。

【制　法】　将豆腐切条;将黄瓜洗净,切条;将面条下入沸水锅内,煮至八成熟捞出。锅内放鸡汤煮沸,放入面条、豆腐煮沸;将搅匀的鸡蛋下锅内,再放入食盐、味精、胡椒粉,黄瓜条,煮沸即成。

【用　法】　作主食食用。

【功　用】　清热止渴,祛瘀降压。适用于高血压病等。

 海带粳米饭

【组　成】　粳米 500 克,水发海带 100 克,食盐适量。

【制　法】　粳米拣去杂物,淘洗干净;海带放入凉水盆中洗净泥沙,切成小块。锅置火上,放入海带块和水,大火煮开,煮沸 5 分钟左右,煮出滋味,随即放入粳米和食盐,再煮开后,不断翻搅,煮 8～10 分钟,待米粒涨发、水快干时,盖上锅盖,用小火焖 10～15 分钟即熟。

【用　法】　作主食食用。

【功　用】　软坚化痰,利水降压。适用于高脂血症、冠心病、高血压病等。

 海鲜汤饭

【组　成】　蚝豉、鱿鱼各 200 克,蛤蜊、大虾各 6 只,嫩笋 1 支,生姜片 5 克,芹菜 50 克,胡椒粉 1 克。

【制　法】　将蚝豉洗净,鱿鱼切花再切片,笋切丝,生姜切丝,芹菜切粒;将蛤蜊用清水冲洗 3 次,再放入盐水中泡养 2 小时,取出洗净。锅内放 5 碗水(或鲜汤),煮沸后放入笋丝煮 2 分钟,依次放入鱿鱼、蛤蜊、虾、蚝豉;全部用料煮熟后,加食盐,再撒上胡椒粉,淋在白饭上即成。

【用　法】　佐餐食用。

【功　用】　滋阴清热。适用于高血压病等心脑血管病。

 花生鸡丁炒米饭

【组　成】　花生仁30克，鸡丁50克，米饭100克，植物油、葱花、食盐各适量。

【制　法】　花生仁用沸水浸泡，去皮，用油炸香；鸡丁用油滑透，捞起；米饭装入碗内。炒锅置大火上烧热，加入植物油，六成热时，下入葱花爆香，放入鸡丁、米饭和炸花生仁，撒食盐，炒匀即成。

【用　法】　随量食用。

【功　用】　软化血管，降低血压。常食此膳可预防动脉粥样硬化及高血压病的发生。

 口蘑鸡蛋面

【组　成】　面粉300克，口蘑25克，鸡蛋3个，青菜心2棵，鲜汤1000毫升，食盐1克，味精0.5克，鸡油10克，黄酒15克，香油10克。

【制　法】　将面粉与鸡蛋和匀，加适量的水揉和，使其成为硬韧的面团，再将面团擀成薄片，叠起并切成韭菜叶宽的面条；将口蘑洗净，用凉水泡发1小时，切成与面条相同宽度的丝；将泡口蘑的水（取清液）倒入锅内，煮沸后投入面条，煮熟后加入口蘑丝、青菜心、食盐、黄酒、味精、香油，煮滚片刻再淋上鸡油即成。

【用　法】　佐餐食用。

【功　用】　补益气血，滋阴润燥，养心安神。适用于高血压病等心脑血管病。

 麦冬牡蛎烩饭

【组　成】　粳米饭500克，牡蛎肉100克，海带25克，香菇15克，芹菜 50 克,麦冬 15 克,食盐、酱油、植物油各适量。

【制　法】　将牡蛎肉洗净,洗肉水澄清待用;海带、香菇泡发,洗净,切条;芹菜去老叶和柄,洗净叶柄,切小段;麦冬洗净,煎汁待用。炒锅加油烧热,倒入澄清的牡蛎洗水,煮沸后下牡蛎、海带煮至牡蛎熟,加食盐、酱油再煮段时间,放入香菇、芹菜煮沸,随即放入粳米饭、麦冬及煎汁(如汤少可添少许水),推匀煮沸即成。

【用　法】　佐餐食用。

【功　用】　轻坚散结,清热利水,镇咳平喘,祛脂降压。适用于高血压病、高脂血症。

 木耳豆面饼

【组　成】　黑木耳 30 克,黄豆 200 克,大枣 200 克,面粉 250 克。

【制　法】　将黑木耳洗净,加水泡发,用小火煮熟烂;黄豆炒熟,磨成粉;大枣洗净,加水泡涨,置于锅内,加水适量,用大火煮开后转用小火炖至熟烂,用筷子剔除皮、核;将大枣糊、木耳羹、黄豆粉一并与面粉和匀,制成饼,在平底锅上烙熟即成。

【用　法】　当点心食用。

【功　用】　益气健脾,润肺养心。适用于高血压病、便秘等。

 奶汤茭白汤面

【组　成】　面条 250 克,茭白 200 克,白菜心 25 克,奶汤 300 毫升,食盐、植物油、鸡油、黄酒、葱花、生姜末各适量。

【制　法】　将茭白去皮,切成滚刀块,放入开水中煮几分钟,取出,沥干水分;白菜心切小块。炒锅上火,放油烧热,放葱花、生姜末煸出香味,加白菜心煸炒至断生时,烹入黄酒,加奶汤、食盐、味精,煮开后下入面条煮熟,把茭白块放入汤内再煮开,淋入鸡油即成。

【用　法】　作主食食用。

【功　用】　清热降压。适用于高血压病等心脑血管病。

柿饼糯米蒸饭

【组　成】　柿饼 50 克,糯米 250 克,白糖 30 克。

【制　法】　将柿饼洗净,切成小方丁待用;糯米淘洗干净后与柿饼拌匀,置于饭盒内,加入清水适量,再上笼蒸约 40 分钟,取出后加糖食用。

【用　法】　作主食食用。

【功　用】　健脾益胃,降逆止呕。适用于高血压病等心脑血管病。

双色山楂糕

【组　成】　山楂、面粉、白糖各 100 克,土豆 500 克,老南瓜 600 克,鸡蛋 2 个,泡打粉 4 克。

【制　法】　将土豆洗干净,入笼蒸熟,取出稍晾凉,剥去外皮,压成泥,放入大碗内,加入鸡蛋清、面粉、泡打粉、白糖,和匀成土豆面团;老南瓜洗净,削皮,挖瓤,入笼蒸熟,取出,搅成泥,加入鸡蛋黄、面粉、白糖、泡打粉,和匀成南瓜面团;山楂洗净,去核,绞成泥,加入白糖拌匀,即成山楂馅。土豆面团擀成 1 厘米厚的圆饼,将山楂馅铺在上面,南瓜面团也擀成同样大小的饼,盖在山楂馅上,卷成卷,然后切成 3 厘米长的段,放大盘上,入笼蒸 15 分钟取出即可。

【用　法】　当点心趁热食用。

【功　用】　健脾开胃,化积降糖。适用于高血压病等心脑血管病。

虾仁紫菜汤面

【组　成】　挂面 200 克,虾仁 20 克,鸡蛋 1 个,紫菜 10 克,植物油、食盐、葱花各适量。

【制　法】　将虾仁用热水泡软,鸡蛋打入碗内搅匀,紫菜撕碎。炒锅上火,放油烧热,下入葱花煸出香味,加入适量开水,放入虾仁煮开,放入挂面煮熟,加食盐,淋入鸡蛋液,待蛋花浮于汤表面时,倒入装有紫菜

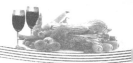

的汤碗内即成。

【用　　法】　当主食食用。

【功　　用】　补肾养心，降压壮阳。适用于高血压病等心脑血管病。

 西瓜煎饼

【组　　成】　西瓜瓤 1000 克，白糖 30 克，面粉 250 克，鸡蛋 2 个，植物油适量。

【制　　法】　将西瓜瓤用洁净纱布包好，挤压取汁液；面粉放入盆中，加入西瓜汁、白糖、鸡蛋液，揉成面团，摘成小块，用手按扁即成西瓜煎饼生坯。取煎锅上火，倒入少量植物油，放上西瓜饼，煎至饼熟即成。

【用　　法】　作主食食用。

【功　　用】　补益脾胃，除烦止渴。适用于高血压病等心脑血管病。

 杏仁葛粉包

【组　　成】　甜杏仁霜 15 克，炒花生仁 100 克，猪肥膘 50 克，葛粉 100 克，鲜牛奶 200 毫升，白糖 50 克，湿淀粉适量。

【制　　法】　将花生仁去皮，碾成细末；猪肥膘洗净，放入水锅内煮熟，捞出剁蓉；将花生仁末、猪肥膘蓉放入盆内，加入白糖拌匀，即为粉包馅心，然后放入冰箱内稍冰后取出，搓成如黄豆大的圆粒，再放入葛粉中，使圆粒外表滚上一层葛粉。锅上火，放入清水煮沸，将沾有葛粉的圆粒放入筛内，然后与筛一同放入沸水中略烫后取出，再倒入葛粉内，使其再滚上一层葛粉，并按上述方法再滚一次粉；锅加水，上火煮沸，投入粉包后复煮沸，之后改用小火煮透。另锅上火，放入清水及剩余白糖煮沸，加入鲜牛奶、甜杏仁霜再煮沸，用湿淀粉勾稀芡，慢慢搅动，成为糖奶汁，撇去浮沫，装入碗内。用漏勺将粉包捞出沥水，轻轻浮在糖奶汁上即成。

【用　　法】　当点心食用。

【功　　用】　平肝降压，软化血管，润肺止咳。适用于高血压病等心脑血管病。

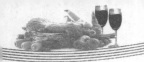

鱼肉凉拌面

【组　成】　面条 500 克,鱼肉片、鱼肉末各 100 克,水发香菇 50 克,菠萝肉片 20 克,蒜蓉、面酱、椰子汁各适量。

【制　法】　锅上火,加水煮开,下入面条,煮熟,捞出放入凉开水中过凉,再捞入碗中,用筷子挑散备用。锅上火,放入清水,大火煮开,把鱼肉片和鱼肉末放入锅中,煮熟后捞出,放进面酱,拌匀后倒入面碗中;香菇洗净,切丝,加入椰子汁、蒜蓉、菠萝肉片,一起放入锅中煮热,倒入面碗里,拌匀即成。

【用　法】　作主食食用。

【功　用】　双补气血,祛脂降压。适用于、高脂血症、高血压病等。

玉米粉橘皮发糕

【组　成】　玉米粉 50 克,面粉 150 克,橘皮粉 20 克,面肥适量。

【制　法】　将面肥加温水搅匀,倒入玉米粉、橘皮粉及面粉揉匀,静放 1 小时,发好后加苏打水,和成稀软面团,倒在屉布上,拍平,大火蒸熟即成。

【用　法】　当主食食用。

【功　用】　减肥降压,降脂化痰。适用于高脂血症、高血压病。

芝麻补肾糕

【组　成】　黑芝麻 60 克,制何首乌 30 克,桑葚 30 克,火麻仁 10 克,糯米粉 700 克,粳米粉 300 克,白糖 30 克。

【制　法】　将黑芝麻拣净,放入锅内,用微火炒香;制何首乌、桑葚、麻仁洗净后,放入锅内,加清水适量,用大火煮沸后,改用小火煎煮 20 分钟,去渣留汁;随后,把糯米粉、粳米粉、白糖放入盆内,加制何首乌、桑葚、麻仁煎汁及清水适量,揉成面团,做成糕,在每块糕上撒布黑芝麻,上

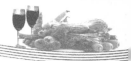

笼蒸 30 分钟即成。

【用　法】　每日 1 次,作早餐食用,每次食量控制在 100 克左右。糖尿病患者忌食。

【功　用】　滋阴补肾,降压润肠。适用于高血压病等心脑血管病。

草菇冬笋包

【组　成】　鲜草菇 300 克,罐头冬笋 250 克,猪瘦肉 250 克,精白面粉 500 克,面肥 150 克,葱、生姜、酱油、食盐、味精、香油、碱水各适量。

【制　法】　将鲜草菇择洗干净,去蒂,放入沸水锅中焯透,捞入冷水中过凉,沥净水,切成小丁;猪瘦肉、冬笋片洗净,切成相应的小丁;将面肥放入盆内,加 200 毫升温水,调成面肥汤;面粉内倒入面肥汤和匀,揉至软滑滋润,用湿白布盖好,放在 20℃～25℃处,待面发酵后,兑入碱水,揉至碱性均匀、无黄斑时盖上湿布,然后将面粉搓成条,揪成若干个面剂,擀成直径约 10 厘米的圆皮;将草菇丁、瘦肉丁、冬笋丁、葱花、生姜末均放入盆中,加入味精、食盐、酱油、香油,拌匀即成包子馅;将馅放入包子皮中间,做成三丁大包。将包子放入笼,先用小气蒸 3 分钟,再转大气蒸 10 分钟即成。

【用　法】　佐餐食用。

【功　用】　滋阴润燥,补肾壮阳。适用于高脂血症、高血压病。

草菇牛肉烧卖

【组　成】　鲜草菇 250 克,牛里脊肉 250 克,虾仁 20 克,烧卖皮 20 张,鸡蛋 2 个,食盐、胡椒粉、香油各适量。

【制　法】　将草菇去根蒂,洗净后沥净水,加食盐适量抓匀,挤干水分,剁成细粒;牛里脊肉洗净后剁成细粒;虾仁洗净后剁成蓉;然后加入草菇粒、鸡蛋清、胡椒粉、香油充分拌匀成馅。在烧卖皮内放入馅包拢,上笼用大火蒸约 10 分钟即成。

【用　法】　佐餐食用。

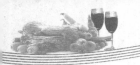

【功　用】　补气强身,补血养颜,健脾补肾。适用于高脂血症、高血压病。

 陈皮蒸牛肉饼

【组　成】　牛肉150克,陈皮末2克,香菜末5克,生姜丝1克,生粉1克,味精2克,胡椒粉0.1克,食盐2克,黄酒4克,鸡蛋清18克,酱油6克,植物油8克。

【制　法】　酱牛肉去筋,剁成末;陈皮压碎。将牛肉末、陈皮、姜丝加入调料搅拌均匀,摊平放入盘内,上锅蒸熟取出即成。

【用　法】　分2~3次食用。

【功　用】　健脾消食,降脂减肥。适用于高脂血症等。

 二豆降压糕

【组　成】　绿豆粉、豌豆粉各1000克,山药、核桃仁、枣泥、蜂蜜各100克,桂花20克,红糖、白糖各50克。

【制　法】　将山药、核桃仁分别洗净,晒干或烘干,研成粗末,放入碗中备用。锅置火上,加水适量,煮沸后加入红糖、白糖,溶化后加入桂花,拌和均匀,缓慢调入绿豆粉、豌豆粉,边调入边搅拌,并调入山药、核桃仁粉,和入枣泥,视搅拌程度可适量加清水,并调入蜂蜜,搅拌呈硬膏状,装入木格内,上笼蒸30分钟即成。晾凉后,贮入冰箱备用。

【用　法】　每日2次,每次50克,温开水送食。

【功　用】　滋阴补虚,利湿降压。适用于高血压病、高脂血症等。

 菇笋白菜蒸饺

【组　成】　水发香菇5克,熟笋5克,蘑菇15克,大白菜150克,面粉100克,香油、食盐、味精各适量。

【制　法】　将大白菜入沸水锅中余熟,挤干水分,切碎;将香菇、熟

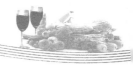

笋、蘑菇洗净后切成米粒状,与白菜一同入盆,加味精、香油、食盐拌匀为馅;面粉加温水揉匀,制成 12 个剂子,包入馅,上锅蒸熟即成。

【用　法】　当主食食用。

【功　用】　降脂减肥,补充纤维素。适用于高脂血症、脂肪肝、习惯性便秘。

黑木耳豆面饼

【组　成】　黑木耳 30 克,黄豆 200 克,大枣 200 克,面粉 250 克。

【制　法】　将黑木耳洗净,加水泡发,用小火煮熟烂备用;黄豆炒熟,磨成粉备用;大枣洗净,加水泡涨后,置于锅内,加水适量,用大火煮沸后转用小火炖至熟烂,用筷子剔除皮、核备用;将大枣糊、黑木耳羹、黄豆粉一并与面粉和匀,制成饼,在平底锅上烙熟即成。

【用　法】　当主食食用。

【功　用】　健胃养胃,祛脂减肥。适用于高脂血症。

麦麸山楂糕

【组　成】　麦麸 50 克,山楂 30 克,茯苓粉 50 克,粟米粉 100 克,糯米粉 50 克,红糖 10 克。

【制　法】　将麦麸、山楂去杂,再将山楂去核,切碎,晒干或烘干,与麦麸共研为细末,再与茯苓粉、粟米粉、糯米粉、红糖一起拌和均匀,加水适量,用竹筷搅和成粗粉粒状,分装入 8 个糕模具内,轻轻摇实,放入笼屉,上笼用大火大气蒸 30 分钟,粉糕蒸熟取出即成。

【用　法】　早晚 2 次分服,或当点心,随餐食用。

【功　用】　补虚和血,散瘀降脂。适用于高脂血症、脂肪肝、高血压病等。

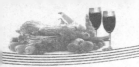

 蜜饯山楂糕

【组　成】　山楂糕 300 克,淀粉、面粉各 50 克,白糖 30 克,蜂蜜、植物油各适量。

【制　法】　将山楂糕切成手指粗条;淀粉、面粉加水调成糊,将山楂糕条放入糊中。炒锅上火,放油烧至七成热,将山楂糕条分散放入油中,炸至金色时捞出;炒锅上火,加入清水、白糖、蜂蜜,熬至水尽,即将出丝时,将炸山楂条糕倒入,翻拌即成。

【用　法】　当点心食用。

【功　用】　消食降脂,活血散瘀。适用于高脂血症、脂肪肝等。

 魔芋赤豆糕

【组　成】　魔芋 50 克,面粉 150 克,赤小豆 50 克,鲜酵母 5 克。

【制　法】　将赤小豆煮熟备用;面粉加鲜酵母和温水和成稀面糊,静置,待发酵后,加入去毒魔芋粉和成软面团发好。蒸锅内加水煮开,铺上屉布,放入面团 1/3,用手蘸清水轻轻拍平,将煮熟的赤小豆撒上 1/2,铺平,再放入剩余面团的 1/2 拍平,将余下的熟赤小豆放上,铺平,最后将面团全部放入,拍平,大火蒸 15 分钟,切成 10 块即成。

【用　法】　当主食食用。

【功　用】　减肥降脂,降压利湿,软化血管。适用于高脂血症、高血压病。

 平菇什锦饭

【组　成】　鲜平菇 250 克,胡萝卜 1 根,芜菁(大头菜)50 克,猪肉丝 25 克,粳米 500 克,葱花 10 克,酱油 15 克,食盐 3 克。

【制　法】　将鲜平菇洗净,切丝;胡萝卜、芜菁洗净,切丝,连同肉丝一并放入锅内,与淘洗好的粳米掺在一起,再加入酱油、食盐、葱花、清水

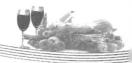

适量,用中火煮至汤将干,改用小火煮至收尽汤汁即成什锦米饭。

【用　法】　佐餐食用。

【制　法】　消食下气,补益抗癌。适用于高血压病、高脂血症等。

荞麦荷叶饼

【组　成】　荞麦面粉 500 克,花生油 60 克。

【制　法】　取一半荞麦面粉放盆内,缓缓浇入开水,边浇边搅拌,和成烫面团;另一半荞麦面粉放入另一盆内,加冷水或温水拌匀。然后将两块面团合在一起揉匀,放在案板上,分块揉匀、搓条,揪成剂子(大剂子每个重 30 克,小剂子每个重 15 克),逐个擀成直径 8 厘米、厚 0.15 厘米的圆形薄片(大荷叶饼直径 12 厘米),刷匀油,撒上少许干面粉,再用小笤帚扫一下,然后将两张薄片摞上,合在一起,擀成圆形荷叶饼生坯。平底锅上火烧热,放入荷叶饼生坯,用小火烙约 3 分钟,至饼的底面出现六七成黄色花纹,翻身再烙 3 分多钟,烙至有七八成黄色花纹时,左手拿住饼的上部,用笤帚按住饼的下面,把饼层揭开一个再合上,翻一个身,烙至两面都有均匀花纹、内外熟透时,即可取出。大荷叶饼叠成三角形,小荷叶饼折成月牙形盛盘即成。

【用　法】　作主食食用。

【功　用】　健脾消积,降脂护肝。适用于高脂血症、脂肪肝等。

香菇黄瓜面

【组　成】　面条 100 克,香菇 1 个,嫩黄瓜 20 克,绿豆芽 10 克,食盐、味精、香油各适量。

【制　法】　将香菇泡发,切丝,再将嫩黄瓜切薄片。煮锅加水,下香菇,煮沸,再放入面条、嫩黄瓜、绿豆芽、食盐、味精,待面条煮熟后淋入香油,即可食用。

【用　法】　当主食食用。

【功　用】　滋阴清热,降脂减肥。适用于高脂血症。

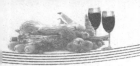
玉米粉糕

【组　成】　玉米粒、粳米粉各 200 克，糯米粉 100 克，大枣 30 克。

【制　法】　将玉米粒淘洗净后放入温开水中浸泡片刻，研成玉米浆，和入粳米粉、糯米粉，调匀，做成 20 个粉团，嵌入洗净的大枣，放入模具制成糕坯，排入蒸屉内，入笼，大火蒸 40 分钟即可。

【用　法】　作主食食用。

【功　用】　补虚益脾，和胃降脂。适用于习惯性便秘、高脂血症、脂肪肝等。

芝麻荞麦饼

【组　成】　荞麦面粉 500 克，面肥 50 克，芝麻 50 克，2 个鸡蛋的蛋清，碱（用水化开）6 克。

【制　法】　取 350 克荞麦面粉倒入盆内，加面肥和温水，拌和均匀，和成面团，盖上拧干的湿洁布，静置发酵；芝麻拣去杂质，淘洗干净；蛋清放碗内搅匀。发酵面团放在案板上，扒开，放入碱液，揉匀揉透，去掉酸味，再扒开，分次擞入余下的荞麦面粉，边擞边揉（要用力搓揉，或用木杠压轧）成为光润面团，擀成大厚圆饼坯（直径 30 厘米左右，厚 3.5 厘米左右），用刀在饼的表面按压出浅花纹。平底锅上火烧热（以滴水有响声为准），将饼坯两面刷上蛋清液，粘匀一层芝麻，放入平底锅内，加盖用小火烙，烙约 40 分钟（每隔 10 分钟转饼一下），至饼底面硬挺、呈金黄色，翻身再烙 40 分钟左右，至两面均呈金黄色、外皮硬挺、里面软熟、香味溢出时，即可出锅。

【用　法】　切块，作主食食用。

【功　用】　滋补肝肾，软化血管，降压降脂。适用于冠心病、高血压病、高脂血症等。

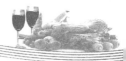

（七）饮料方

 黑芝麻豆浆

【组　成】　黑芝麻 30 克，黄豆 40 克。

【制　法】　将黑芝麻炒熟，研成细粉。黄豆淘洗干净，用清水泡 12 小时，于粉碎机中研磨成浆，去渣取浆，入锅煮沸，改小火继续煮 3～5 分钟，加入黑芝麻粉，搅拌均匀即成。

【用　法】　每日早晚分饮。

【功　用】　滋养肝血，益气补肾。适用于糖尿病、高血压病、高脂血症、心脑血管病。

 活血养心酒

【组　成】　丹参 60 克，白酒 1 000 毫升。

【制　法】　将丹参洗净，切片，晾干，入布袋，置容器中，加入白酒，密封浸泡 15 日即成。

【用　法】　日服 2 次，每次 15 毫升。

【功　用】　活血化瘀。适用于心绞痛等。

 酒煮荔枝

【组　成】　荔枝肉 5 枚，黄酒适量。

【制　法】　将荔枝肉放入锅内，加入黄酒煮沸即成。

【用　法】　当点心食用。

【功　用】　解表理气。适用于心脑血管病等。

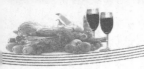

 凌霄花金橘粉

【组　成】　凌霄花 100 克,金橘 200 克。

【制　法】　秋季金橘成熟时采收,去蒂柄,反复洗净外表皮,晒干,入锅再用微火焙干,与烘干的凌霄花共研成细粉末,瓶装备用。

【用　法】　每日 2 次,每次 10 克,温开水送服。

【功　用】　活血化瘀。适用于心绞痛。孕妇忌服凌霄花。

 麦麸蜂蜜糊

【组　成】　麦麸、粗制面粉各 50 克,蜂蜜 30 克。

【制　法】　将麦麸、粗制面粉放入炒锅内,微火反复炒香,研成细末,盛入碗内,用沸腾水冲泡,边冲边搅,调成糊状,兑入蜂蜜,拌匀即成。

【用　法】　每日早晚分食。

【功　用】　补血和胃,强身抗癌。适用于心脑血管病、习惯性便秘。

 葡　萄　酒

【组　成】　葡萄 250 克,低度白酒 250 毫升,白糖 50 克。

【制　法】　将葡萄洗净,晾干,与白糖放入干净瓶子里,再放入白酒摇晃均匀后,密封,每隔 3 日开盖一次,15 日后即成。

【用　法】　每日 2 次,每次 25 毫升。

【功　用】　补气养血,温肾壮腰。适用于心脑血管病等。

 核桃仁膏

【组　成】　桃仁(去皮尖)、核桃仁各 1000 克,红糖 350 克。

【制　法】　将药捣烂和匀,加红糖搅成膏备用。

【用　法】　每次 10 克,每日 2 次,沸水冲服。

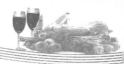

【功　用】　活血祛瘀,补肾纳气。适用于心脑血管病、高血压病。

柿子汁牛奶饮

【组　成】　柿子2个,新鲜牛奶200毫升。

【制　法】　将柿子洗净,连蒂及皮切碎,去核捣烂,放入家用果汁机中搅成糊状,用洁净纱布滤汁,将柿子汁兑入煮沸、晾凉的牛奶中,搅拌均匀即成。

【用　法】　每日早晚分饮。

【功　用】　清热止渴,降血压。适用于高血压病、心脑血管病。

双参山楂酒

【组　成】　白参6克,丹参30克,山楂30克,白酒500毫升。

【制　法】　将白参、丹参、山楂置于瓶中,加入白酒,浸泡半个月后即成。

【用　法】　每日服2次,每次15毫升。

【功　用】　益气补虚,活血化瘀。适用于心脑血管病等。

苏丹药酒

【组　成】　苏木10克,丹参15克,三七10克,红花10克,高粱白酒1 000毫升。

【制　法】　诸药洗净,晾干,放入酒瓶内,加盖密封15～20日即可。

【用　法】　每日服1～2次,每次10～15毫升。

【功　用】　养血活血,化瘀止痛。适用于心脑血管病等。

太子参奶

【组　成】　太子参15克,牛奶250毫升,白糖15克。

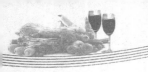

【制　法】　把太子参洗净,放入炖锅内,加水 50 毫升,用中火煮沸,再用小火煎煮 25 分钟,除去太子参,留药液;牛奶煮沸,同太子参液混合均匀,加入白糖拌匀即成。

【用　法】　每日 2 次,每次食 50 克,早晚各饮 1 次。

【功　用】　生津止渴,滋补气血。适用于心绞痛明显的心血管病。

 ## 香蕉酒

【组　成】　香蕉 1000 克,冰糖 200 克,酒曲 1 个。

【制　法】　香蕉去皮截成小段,倒入酒缸中;冰糖加少许水,煮溶化倒入酒缸中;待水凉后把碾碎的酒曲放入酒缸中封缸浸泡,至少 81 日开封。当然愈陈愈香,半年或一年再开封更好。

【用　法】　每次 30 毫升,每日 1 次。

【功　用】　强心降压。适用于心脑血管病。

 ## 养心活血蜜膏

【组　成】　龙眼肉、桑葚、百合、茯神、酸枣仁、丹参各 60 克,山楂120 克,红花 30 克。

【制　法】　上药加水煎煮 3 次,合并滤液,浓缩,兑入炼蜜适量收膏。

【用　法】　每日 2～3 次,每次服 20～30 克。

【功　用】　养心活血。适用于心脑血管病有心气虚、心阴虚和血瘀表现者。

 ## 芝麻豆浆

【组　成】　黄豆 40 克,黑芝麻屑 15 克,白糖 30 克。

【制　法】　将黄豆淘洗净,用 500 毫升清水浸泡一夜,然后研磨成浆,用双层洁净纱布过滤,去豆渣,把豆浆煮至沸腾后,改用小火再煮 3～5 分钟,加入白糖、芝麻屑,搅匀后即可饮服。

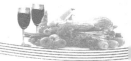

【用　法】　每日早晚分饮。

【功　用】　补肾填精,健脾益智。适用于心脑血管病等。

 芝麻核桃糊

【组　成】　黑芝麻、核桃仁、桑葚各 250 克,蜂蜜适量。

【制　法】　将黑芝麻洗净,炒香,加核桃仁、桑葚共研成细末。

【用　法】　每次 2 食匙(约 30 克)加蜂蜜少许,用沸水冲调成糊,当点心食用。

【功　用】　补益肝肾,养血健脑。适用于高血压病、心脑血管病。

 保 肾 酒

【组　成】　茯苓 60 克,干地黄 120 克,山茱萸 60 克,山药 60 克,泽泻 60 克,牡丹皮 60 克,桂枝 30 克,干姜 240 克,米酒或高粱酒 3 000 毫升。

【制　法】　上述各药切碎,和酒同放入大口瓶中密封浸泡,3 个月后可用。

【用　法】　每日睡前饮 1 小杯。

【功　用】　滋阴养血,补益肾脾。适用于高血压病等心脑血管病。

 花生山楂牛奶饮

【组　成】　花生仁 100 克,山楂、杏仁各 25 克,牛奶 250 毫升,冰糖 10 克。

【制　法】　花生仁磨成浆,山楂切片,杏仁打粉,冰糖打碎。牛奶放入炖杯内,加入花生仁浆、山楂片、杏仁粉、冰糖屑,置中火煮沸即成。

【用　法】　每日 1 剂,早餐食用。

【功　用】　补气血,降血压。适用于高血压病等心脑血管病。

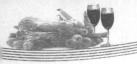

 绿豆豌豆蜂蜜糊

【组　成】　绿豆 50 克,豌豆 50 克,蜂蜜 30 克,湿淀粉适量。

【制　法】　将绿豆、豌豆分别去杂后洗净,同入砂锅,加水适量,大火煮沸后,改用中火煮至熟烂,呈开花状,以湿淀粉勾芡成糊,停火,兑入蜂蜜,拌和均匀即成。

【用　法】　每日早晚分食。

【功　用】　益气除烦,利湿降压。适用于高血压病等心脑血管病。

 苹果玉米糊

【组　成】　苹果 2 个,玉米粉 50 克,红糖 20 克,红葡萄酒适量。

【制　法】　将苹果洗净,去皮,切碎。锅置火上,放入苹果碎粒、玉米粉、红糖,加清水适量,用大火煮开,再用小火煮 5 分钟,离火后加入红葡萄酒,搅匀即成。

【用　法】　早晚餐食用。

【功　用】　活血散瘀,降压。适用于高血压病等心脑血管病。

 双耳酒

【组　成】　银耳 20 克,黑木耳 20 克,糯米酒 1 500 毫升,冰糖 30 克。

【制　法】　将银耳和黑木耳用温水泡发,沥干切丝。另将糯米酒用小火煮沸,再加入双耳丝,煮约 30 分钟,取下冷却后密封,浸泡 24 小时后滤渣,加入冰糖,混匀即成。

【用　法】　佐餐食用。

【功　用】　益气补脑,降压活血。适用于高血压病、贫血等。

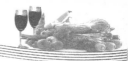

 ## 西瓜酒

【组　成】　西瓜1个（约2500克），葡萄干100克。

【制　法】　将西瓜外表皮洗净，抹干，从瓜蒂部切下一小块当作盖子，掏一小洞，把洗净的葡萄干放进去，立刻盖好，用竹签扎紧口，瓜外面用黄泥糊严，放阴凉处，也可直接放入冰箱中冷藏，2日后瓜内满是蜜水，略带葡萄酒的醇香，即可饮用。

【用　法】　每日2次，每次饮100毫升。

【功　用】　除烦利尿，熄风降压。适用于高血压病、冠心病等。

 ## 西瓜酪

【组　成】　成熟西瓜1500克，白糖250克，琼脂40克。

【制　法】　将西瓜洗净揩干，切开，拣去瓜子，捣碎，用纱布滤汁，放入锅中；琼脂洗净，切成小段，放入瓜汁中，加入白糖约50克，锅置火上，待琼脂煮化，搅匀，离火凉透，凝结成冻，即成西瓜酪；取锅加适量水和白糖，煮沸，倒入容器内凉透。把西瓜酪切成菱形块装盘，在盘子边浇上糖水，置于冰箱内冷冻待用。

【用　法】　经常饮用。

【功　用】　清暑降压，生津开胃。适用于高血压病等心脑血管病。

 ## 银耳酒酿

【组　成】　银耳20克，糯米酒酿100毫升，白糖适量。

【制　法】　将银耳放入温水中浸泡至回软，摘去根蒂，再入温水中浸泡至软糯捞出，放入大汤碗内，加清水适量，放白糖，上笼蒸透取出。汤锅上中火，将蒸好的银耳连汤倒入锅中，加糯米酒酿、白糖煮沸，用手勺撇去浮沫，盛入大汤碗内即成。

【用　法】　佐餐食用。

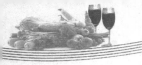

【功　用】　滋阴补脾降压。适用于高血压病等心脑血管病。

 ## 大蒜酸牛奶

【组　成】　蜜渍大蒜头 2 个,酸牛奶 100 毫升,蜂蜜 10 克。

【制　法】　将蜜渍大蒜头掰开,去茎,切碎,与酸牛奶一起放入家用果汁机中,快速打匀,取汁,兑入蜂蜜,拌匀即成。

【用　法】　每日早晚分饮。

【功　用】　消积解毒,行滞降压。适用于高血压病、高脂血症。

 ## 冬瓜牛奶

【组　成】　冬瓜汁 250 克,鲜牛奶 200 毫升,绵白糖、红糖各 15 克。

【制　法】　将冬瓜汁、红糖、白糖置容器(或家用果汁机)中,然后倒入牛奶,慢速边倒边搅,充分混合均匀,收集在杯中,加盖,置冰箱备用。

【用　法】　每日早晚分饮。

【功　用】　清热去风,滋阴降压。适用于高血压病、高脂血症。

 ## 核桃仁葛根糊

【组　成】　核桃仁 100 克,葛根粉 30 克,黑芝麻 30 克,蜂蜜 20 克。

【制　法】　将核桃仁、黑芝麻分别拣杂,核桃仁晒干或烘干,黑芝麻微火炒香,共研为细粉。锅置火上,加清水适量,大火煮沸,调入核桃仁、黑芝麻、葛根粉,改用小火煨煮,边煮边调,待羹糊将成时,停火,加入蜂蜜,拌匀即成。

【用　法】　早晚 2 次分服。

【功　用】　滋补肝肾,通脉降脂。适用于高脂血症。

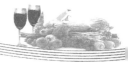

 黄瓜豆浆

【组　成】　嫩黄瓜 500 克,豆浆 250 毫升,蒜泥适量。

【制　法】　将嫩黄瓜用清水反复洗净外表皮,放入温开水中浸泡片刻,切碎,放入家用绞汁机中,快速搅成浆汁,用洁净纱布过滤取汁备用;将豆浆放入砂锅,中火煮沸,再把黄瓜浆汁调入,加蒜泥少许,拌和均匀即成。

【用　法】　早晚分饮。

【功　用】　清热利尿,降脂减肥。适用于咽喉肿痛、高脂血症。

 苦瓜蜂蜜牛奶

【组　成】　苦瓜 1 个(约 100 克),蜂蜜 20 克,牛奶 200 毫升。

【制　法】　将苦瓜洗净,去子后切成片,或切碎,与牛奶放入洁净家用果汁机中,快速捣搅成浆汁,放入杯中,兑入蜂蜜,拌匀即成。

【用　法】　每日早晚分饮。

【功　用】　解热清心,益气降压。适用于高血压病、高脂血症、习惯性便秘。

 胚芽豆浆

【组　成】　豆浆 150 克,红糖 20 克,小麦胚芽 50 克。

【制　法】　将豆浆煮沸 3～5 分钟后冷却备用。将红糖置容器中,加少许豆浆混合均匀,再加入小麦胚芽,搅匀后,倒入剩余的豆浆,混合均匀,以大火煮沸即成。

【用　法】　随早餐饮用。

【功　用】　健脾和血,通脉降脂。适用于高脂血症、脂肪肝等。

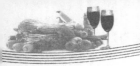

 洋葱酒牛奶

【组　成】　洋葱酒 20 克,苹果 100 克,鲜牛奶 200 毫升。

【制　法】　洋葱酒制法:将新鲜洋葱 200 克去杂,清洗后,晾干,切成细丝,浸入 500 毫升曲酒中,加盖密封,每日振摇 1 次,7 日后即可应用。将苹果洗净,去外皮及核,切成小块,与鲜牛奶一起放入家用果汁机中,快速搅成浆汁,倒入杯中,调入洋葱酒,拌匀即成。

【用　法】　每日早晚分饮。

【功　用】　清热化痰,祛瘀降压。适用于高血压病、高脂血症。

(八)果 菜 汁

 西瓜蜂蜜饮

【组　成】　西瓜 1 个(约 1 500 克),蜂蜜 20 克。

【制　法】　将西瓜洗净,切开,取出瓜瓤,除去瓜子,放入家用果汁机中,快速搅打,取汁后,调入蜂蜜,拌匀即成。

【用　法】　每日早晚分饮。

【功　用】　滋阴清热,除烦降压。适用于高血压病、心脑血管病。

香蕉汁

【组　成】　香蕉汁 100 毫升。

【制　法】　将香蕉去皮,放入榨汁机中榨取汁液,加白糖水调匀。

【用　法】　代茶饮,每日 3 次。

【功　用】　降脂降压。适用于高血压病、高脂血症。

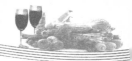

 草莓柠檬汁

【组　成】　草莓 250 克,柠檬汁 15 克,蜂蜜 30 克,凉开水 100 毫升。

【制　法】　将草莓洗净,放入果汁机内,再加入凉开水,搅汁后过滤,然后与柠檬汁和蜂蜜混匀即成。

【用　法】　上下午分饮。

【功　用】　清热生津,润肠通便。适用于心脑血管病、高血压病、习惯性便秘等。

 甘蓝果菜汁

【组　成】　甘蓝菜 200 克,芹菜 30 克,苹果 1/2,柠檬 1/2 个,蜂蜜 2 小匙。

【制　法】　苹果去皮,与甘蓝菜、芹菜一同榨汁 200 毫升,加入柠檬汁、蜂蜜,充分混合即成。

【用　法】　经常饮用。

【功　用】　降血压,软化血管。适用于高血压病、心脑血管病。

黄芪橘汁

【组　成】　黄芪 15 克,橘子汁 50 毫升。

【制　法】　将黄芪加水煎取汁液约 100 毫升,加入橘子汁即可。

【用　法】　每日 2 次,饮服。

【功　用】　强心降压。适用于心脑血管病等症。

 橘子苹果芦笋汁

【组　成】　绿芦笋 30 克,胡萝卜 150 克,橘子 100 克,苹果 200 克,蜂蜜 1 小匙。

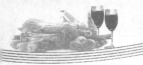

【制　法】　橘子、苹果去皮，与绿芦笋、胡萝卜切成小块，放入果汁机中，搅拌制汁 160 毫升，再加入蜂蜜搅匀。

【用　法】　经常饮用。

【功　用】　滋阴补心，净血强身。适用于心脑血管病。

 ## 龙须果菜汁

【组　成】　苹果 1/2 个，绿龙须菜 6 棵，草莓 7 粒，生菜 2 叶，柠檬 1/2 个。

【制　法】　苹果洗净，去皮；草莓洗净，去蒂。将苹果、草莓、绿龙须菜、生菜一同榨汁 200 毫升，再滴入柠檬汁搅匀。

【用　法】　经常饮用。

【功　用】　降血压，软化血管。适用于高血压病、心脑血管病。

 ## 芹菜草莓汁

【组　成】　草莓 250 克，芹菜 30 克，橘子 1 个，番茄 1 个，菠萝 80 克。

【制　法】　将草莓去柄托；芹菜洗净，切碎。橘子、番茄和菠萝去皮，一同放入果菜机中搅碎榨取汁液即成。

【用　法】　上下午分饮。

【功　用】　平肝降压。适用于高血压病、心脑血管病。

 ## 鲜桃柠檬汁

【组　成】　鲜桃 250 克，柠檬、白糖、冰块各 30 克，凉开水 400 毫升。

【制　法】　将鲜桃洗净，挖去果核待用。柠檬洗净，去皮、核后放进搅拌机，加入凉开水，搅拌 1 分钟，然后加入鲜桃和白糖，再次搅拌，并加入冰块，合上盖，当成为稀浆汁时，分倒入 3 只杯子中，即可饮用。

【用　法】　每日 3 次，每次 1 杯，频频饮用。

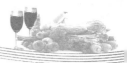

【功　用】　生津止渴,活血消积。适用于心脑血管病等。

 鲜　桃　汁

【组　成】　鲜桃 200 克,桃汁 150 毫升,白糖 30 克。

【制　法】　将桃洗净,去皮和核,切碎,放入容器内,撒上白糖拌匀,再加桃汁拌匀,封口,放置阴凉处 3 小时即成。

【用　法】　当点心食用。

【功　用】　养胃生津,润肺活血。适用于慢性胃炎、高血压病、心脑血管病、月经不调、更年期综合征、前列腺炎等。

 白菜苹果汁

【组　成】　白菜 300 克,苹果 200 克,柠檬 2 片,冰块 2 块。

【制　法】　苹果洗净,切成黄豆大小的块;白将菜叶洗净,用开水焯一下,切碎;柠檬切成薄片。在玻璃杯中放入冰块,将白菜、苹果放入捣碎出汁,用纱布过滤,注入盛有冰块的杯内。柠檬可连皮放入两层纱布中,挤出汁,加入果蔬汁内,搅匀饮用;也可直接将整片柠檬放入搅匀的混合果蔬汁上饮用。调味以咸味较为合适。

【用　法】　当饮料饮用。

【功　用】　降脂降压。适用于高血压病等心脑血管病。

 荸荠海带汁

【组　成】　鲜荸荠 500 克,海带 50 克。

【制　法】　将荸荠洗净,去皮,切碎;海带洗净,切碎。同放入煮锅内加水煮开,冷却后服用。

【用　法】　当饮料饮用。

【功　用】　降血压。适用于高血压病等心脑血管病。

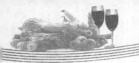

草莓柠檬汁

【组　成】　草莓 250 克,柠檬汁 15 毫升,蜂蜜 30 毫升,凉开水 100 毫升。

【制　法】　将草莓洗净,放入果汁机内,再加入凉开水,搅汁后过滤,然后与柠檬汁和蜂蜜混匀即成。

【用　法】　上下午分饮。

【功　用】　清热生津,润肠通便。适用于冠心病、高血压病、习惯性便秘等。

冬瓜蜂蜜汁

【组　成】　冬瓜 500 克,蜂蜜 30 克。

【制　法】　将冬瓜洗净,去子及外皮,连冬瓜瓤一起切碎,放入家用果汁机中,快速绞打成浆汁,用洁净纱布过滤,收取汁液,放入杯中,调入蜂蜜即成。

【用　法】　每日早晚分饮。

【功　用】　清热通便,利水降压。适用于高血压病、习惯性便秘。

番　茄　汁

【组　成】　新鲜番茄 300 克,白糖 10 克。

【制　法】　将新鲜、成熟的番茄洗净,用开水烫软去皮,然后切碎,用清洁的双层纱布包好,将番茄汁挤入碗内,加白糖调味,用温开水冲调即可饮用。

【用　法】　每日上下午分饮。

【功　用】　平肝凉血,生津止渴,软化血管。适用于高血压病等心脑血管病。

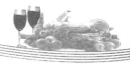

海带根苹果汁

【组　成】　苹果1个,海带根5~6个,油菜50克,芹菜40克,柠檬1/2个。

【制　法】　海带根用70毫升凉开水浸上一晚;苹果去皮,与油菜、芹菜一同榨汁,加入泡海带的凉开水和柠檬汁搅匀即成。

【用　法】　经常饮用。

【功　用】　降血压。适用于高血压病等心脑血管病。

胡萝卜无花果汁

【组　成】　胡萝卜100克,无花果250克,柠檬80克,凉开水适量。

【制　法】　将胡萝卜洗净,去皮,切成小块,放入蒸锅中蒸至软烂,再放入榨汁机中搅碎,加入1~2倍的水继续搅打2分钟后,用白纱布过滤。将无花果洗净,去皮,放入榨汁机榨汁;将柠檬榨汁后,与胡萝卜滤汁、无花果汁中一起搅匀即成。

【用　法】　当饮料饮用。

【功　用】　降血压。适用于高血压病等心脑血管病。

韭菜生菜苹果汁

【组　成】　韭菜250克,生菜150克,苹果100克,柠檬汁、菠萝汁、蜂蜜各10克。

【制　法】　将韭菜、生菜、苹果洗净后,切成小块,然后一起放入榨汁机内,加适量凉开水压榨出汁并注入杯内,加入菠萝汁、柠檬汁和蜂蜜,调匀即成。

【用　法】　佐餐食用。

【功　用】　降血压,润肠。适用于高血压病,便秘等。

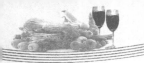

卷心菜苹果汁

【组　成】　卷心菜 500 克,苹果 1 个,芹菜 5 根,柠檬汁少许。

【制　法】　将苹果、卷心菜、芹菜洗净,切成碎块,分别放入果汁机中榨汁,然后将 3 汁混匀,调入少许柠檬汁即成。

【用　法】　随意饮用。

【功　用】　降血压。适用于高血压病等心脑血管病。

绿豆香蕉汁

【组　成】　绿豆 60 克,香蕉 2 根。

【制　法】　将香蕉外皮反复洗净,除柄蒂后,连香蕉皮切碎,放入家用果汁机中,快速搅打,过滤取其汁,放入杯中备用;将绿豆淘净后,放入砂锅,加水适量,大火煮沸后,离火待凉,取绿豆汤汁,调入香蕉汁液中,拌匀即成。

【用　法】　早晚 2 次分服。

【功　用】　清热除烦,利尿降压。适用于高血压病等心脑血管病。

木耳油菜莴苣汁

【组　成】　木耳 50 克,油菜,莴苣各 40 克,芹菜 50 克,苹果 1/2 个,柠檬汁 10 克,食盐适量。

【制　法】　将莴苣、油菜、芹菜分别洗净,切成小块,放入果汁机中,加适量的凉开水,打成泥,过滤压榨出汁倒入杯中。将木耳用温水洗净,切成小块;苹果剥皮,切成小块,加适量的凉开水与食盐,一起放入果汁机中搅打成泥,过滤压榨出汁,倒入上述混合菜汁杯中,再加入柠檬汁混合均匀即成。

【用　法】　当饮料饮用。

【功　用】　降血糖、降血压。适用于糖尿病、高血压病。

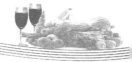

 ## 苹果青椒芹菜汁

【组　成】　苹果 200 克,青椒 30 克,芹菜 150 克,食盐适量。

【制　法】　将苹果洗净,去皮,与洗净的青椒、芹菜一同放入果汁机中,加入适量食盐,制汁约 100 毫升。青椒的蒂和子不必去除,制汁后滤去就行。

【用　法】　经常饮用。

【功　用】　降血压。适用于高血压病等心脑血管病。

 ## 荠菜胡萝卜汁

【组　成】　荠菜 250 克,胡萝卜 150 克,蜂蜜适量。

【制　法】　将荠菜洗净,切碎;胡萝卜洗净,切小块,加适量的凉开水,一起放入榨汁机中,搅打成泥,过滤压榨出汁,倒入杯中,将蜂蜜加入杯中,调匀即可。

【用　法】　当饮料饮用。

【功　用】　止血降压,健脾养胃。适用于高血压病等心脑血管病。

 ## 芹菜蜂蜜汁

【组　成】　新鲜芹菜 250 克,蜂蜜 30 克。

【制　法】　将新鲜芹菜洗净,连根、茎、叶切成小碎段,加少量凉开水,倒入家用捣汁机中高速捣取芹菜汁,兑入蜂蜜,拌匀即成。

【用　法】　每日早晚分饮。

【功　用】　滋阴补肾,平肝降压。适用于高血压病、习惯性便秘。

 ## 芹菜苦瓜汁

【组　成】　芹菜 500 克,苦瓜 90 克。

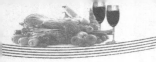

【制　法】　芹菜,苦瓜切碎,加水 500 毫升,煮 20 分钟,冷却饮用。

【用　法】　当饮料饮用。

【功　用】　提神醒脑,润肺止咳,利尿降压。适用于高血压病等心脑血管病。

 ## 芹菜马兰头汁

【组　成】　新鲜芹菜 500 克,新鲜马兰头 500 克。

【制　法】　将新鲜芹菜、新鲜马兰头分别择洗干净,芹菜、马兰头均保留根,芹菜叶勿弃,放入温开水中浸泡 10 分钟,捞出,切碎,捣烂,同放入家用捣汁机中捣成浆汁,用洁净纱布过滤,收取滤汁放入容器即成。

【用　法】　每日早晚分饮。

【功　用】　清热化湿,降压。适用于高血压病等心脑血管病。

 ## 芹菜葡萄汁

【组　成】　芹菜汁、葡萄汁各 50 毫升。

【制　法】　把芹菜汁,葡萄汁混匀,开水冲服。

【用　法】　每日 3 次,20 日为 1 个疗程。

【功　用】　降血压。适用于高血压病等心脑血管病。

 ## 柿 子 汁

【组　成】　柿子 2 个,柠檬汁、白糖各适量。

【制　法】　将柿子洗净,去皮和蒂,榨汁,放入容器内,加入柠檬汁和白糖,搅拌均匀即成。

【用　法】　上下午分饮。

【功　用】　润肺止咳,降压降脂。适用于高血压病、高脂血症。

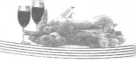

豌豆苗蜜汁

【组　成】　新鲜豌豆苗 250 克,蜂蜜 30 克。

【制　法】　将新鲜豌豆苗洗净,放入凉开水浸泡片刻,切碎,连同浸泡的凉开水一起放入家用果汁机中,快速搅打,过滤取汁,放入杯中,调入蜂蜜,拌匀即成。

【用　法】　每日早晚分饮。

【功　用】　滋阴降压。适用于高血压病等心脑血管病。

西瓜番茄汁

【组　成】　成熟西瓜 2 000 克,番茄 6 个,白糖 50 克。

【制　法】　将西瓜剖开,取瓤去子,以洁净纱布绞取汁液;番茄用沸水冲烫,剥皮去子,再用洁净纱布绞取汁液,然后与西瓜汁合并即成。

【用　法】　经常饮用。

【功　用】　滋阴润燥,清热降压,生津止渴。适用于高血压病等心脑血管病。

西瓜黄瓜汁

【组　成】　西瓜 6 000 克,小黄瓜 200 克。

【制　法】　将西瓜洗净,揩干,剖开取瓤,用纱布包裹,绞取汁液;将黄瓜洗净,去掉有苦味的尾部,切成碎块,放入纱布中,挤压取汁。将西瓜汁与黄瓜汁混合即成。

【用　法】　适量饮用。

【功　用】　降压减肥。适用于高血压病、肥胖症。

鲜芹菜汁

【组　成】　鲜芹菜 250 克。

【制　法】　将芹菜洗净,放入沸水中烫 2 分钟,取出后切碎绞汁。

【用　法】　每次服 1 小杯,每日 2 次。

【功　用】　降血压,利尿。适用于高血压病等心脑血管病。

香蕉树汁

【组　成】　香蕉树汁适量。

【制　法】　用竹管取出香蕉树汁备用。

【用　法】　开水冲服,每日 1 小杯。

【功　用】　清热解毒,降脂降压。适用于高血压病等心脑血管病。

雪梨水

【组　成】　雪梨 3 个。

【制　法】　将雪梨去核,切成薄片,放入凉开水中浸泡半日即成。

【用　法】　上下午分食。

【功　用】　清热止渴,润肺降压。适用于高血压病等心脑血管病。

油菜苹果柠檬汁

【组　成】　油菜 300 克,苹果 200 克,柠檬 50 克,冰块 2～3 块,食盐 2 克。

【制　法】　油菜洗净,切成段;苹果洗净,去核,切成小块;在玻璃杯内放入冰块。在家用榨汁机中放入油菜、苹果、连皮的柠檬,捣碎出汁,用纱布过滤,注入放有冰块的杯内,搅匀即可饮用。调味以咸味为好,可加食盐。

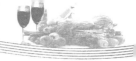

【用　　法】　当饮料饮用。

【功　　用】　降脂降压,润肠通便。适用于高血压病等心脑血管病。

 竹笋槐花汁

【组　　成】　鲜竹笋 60 克,槐花 30 克,水 300 毫升,冬瓜皮。

【制　　法】　将竹笋加水,放入榨汁机中搅碎;将槐花加入竹笋汁中,再加入冬瓜皮,加水煎煮。

【用　　法】　当饮料饮用。

【功　　用】　降压降脂。适用于高血压病等心脑血管病。

 菠萝蛋清汁

【组　　成】　菠萝 150 克,鸡蛋(取清)1 个,柠檬汁、苏打水各适量。

【制　　法】　将菠萝去皮,榨汁,加入鸡蛋清及少量清水,搅拌均匀后,再加柠檬汁,边加边搅,再倒入苏打水搅匀。

【用　　法】　代茶饮。

【功　　用】　降脂补虚。适用于高脂血症。

 大蒜萝卜汁

【组　　成】　生大蒜头 3 个(30 克),生萝卜 30 克,冰糖适量。

【制　　法】　大蒜去皮,萝卜洗净,切碎,加少量凉开水,捣烂取汁,加冰糖少许。

【用　　法】　每日早晚分饮。

【功　　用】　解毒抗癌,化肉降脂。适用于高脂血症。